Recetas Dulces con Stevia

¡Sin-Azucar – Naturalmente!

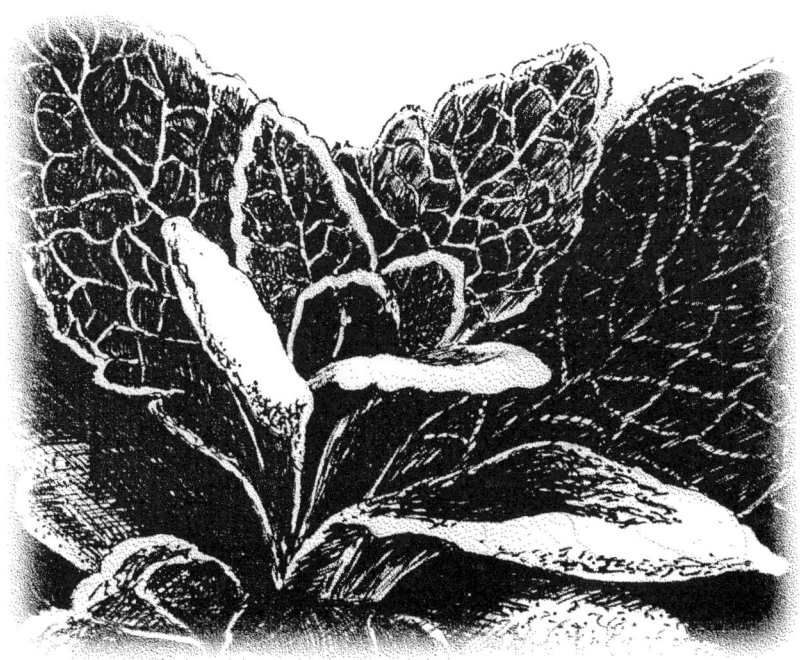

Jeffrey Goettemoeller

Recetas Dulces con Stevia está escrito solo con propósitos informativos. Esto no pretende diagnosticar o prescribir para ninguna condición médica ni remplazar el sentido común ni la cautela rasonable para consumir los productos de stevia. El autor y el publisita no asumen responsalibidad por los defectos y alteraciones ocurridas en la manufactura, en el proceso o en el manejo de los productos de stevia. Aquellos individuos que tengan irregularidades en el azúcar de la sangre debeían consultar con sus doctores antes de comenzar el uso de productos de stevia.

Recetas Dulces con Stevia: Sin-Azucar----Naturalmente
by Jeffrey Goettemoeller

Derecho de Autor © 1998 Jeffrey Goettemoeller

Todos los derechos reservados.

Ninguna parte de este libro puede ser reproducido de ninguna forma sin el consentimiento escrito del publicista.

Imprimido en los Estados Unidos de America por United Graphics, Inc., Mattoon, IL en papel reciclado con tinta de base de soya.

Diseño de Carátula por Studio 2D, Champaign, IL.

Ilustraciones Interiores por Susan Cavaciuti.

Translation by Monica Bravo-Centron.

Vital Health Publishing
P.O. Box 544
Bloomingdale, IL 60108

ISBN: 1-890612-12-X

Tabla de Contenidos

Introduccion – 4
Un Mensaje del Cocinero – 6
Agradecimientos - 8
Capitulo 1, Todo a Cerca de Stevia – 10
Referencias y Lecturas Recomendadas – 13
Capitulo 2, Cocinando con Stevia – 14
Capitulo 3, Desayunos que Satisfacen – 22
Capitulo 4, Bebidas Refrescantes – 29
Capitulo 5, Panes Cocinados con el Corazon – 35
Capitulo 6, Ensaladas Sensacionales – 41
Capitulo 7, Salsas Deliciosas – 49
Capitulo 8, Dulces Aderezos y Mermeladas – 58
Capitulo 9, Platos Tentadores – 64
Capitulo 10, Galletas a la Antigua – 73
Capitulo 11, Pasteles Irresistibles – 82
Capitulo 12, Postres Deleitables – 91
Capitulo 13, Pies Americanos – 109
Capitulo 14, Postres Congelados – 122
Capitulo 15, Otros Bocadillos Sabrosos – 130
Capitulo 16, Al Sur del Limite - 137
Index - 149

Introduccion

La mayoría de nosotros sufrimos antojos por los dulces. Las procesadoras de alimentos han aprendido a explotar este antojo agregándole endulzantes altamente refinados a los comidas procesados. Ustedes no tienen que usar toda esa comida danina! Stevia es una saludable y deliciosa alternativa a los azúcares y endulcorantes artificiales. Es delicioso si usted usa una receta diseñada por stevia.

En un niño, una barra de dulce podría ser el cominzo de una adicción a los azúcares. El azúcar nos hace sentir " bien ", pero solo por un rato. Los dulces pueden llegar a ser alimentos que nos hacen sentir bien y al mismo tiempo nos hacen depender de ellos. Existen muchos libros que explican los detalles del porque los azúcares refinados y otros endulzantes son daniños. Suficiente sea dicho que produce más problemas de salud que caries dentales y obesidad. Existen preocupaciones serias con los endulzantes artificiales también. Le recomendamos investigar antes de consumir comidas llenas de azúcares refinados o endulzantes artificiales.

Unos años atrás, renuncié a los azúcares refinados y a la miel para ver si podría romper el ciclo de la adicción. Yo no sabía a cerca de stevia todavía, y fue difícil al principio pero luego me sentía feliz y más sano sin azúcar. Les puedo asegurar por medio de mi propia experiencia fue stevia, siendo mucho más dulce fue la azúcar, no produce esos cambios de ánimo, hiperactividad, y adicción como lo hace la azúcar.

Cuando dejé de consumir azúcar, descubrí como los postres están apegados a nuestra estructura social. Al comienzo me sentí no – Americano al rechazar una rebanada de pie de manzanas después de la cena. Un hombre joven como yo esta supuesto a comer postre! Me acostumbré a las reacciones sorprendidas por mi abstinencia hacia los dulces, pero mi mamá decidio hacer algo a cerca de esta situación.

Mi mamá quien adora cocinar para sus hijos, sabe que no comeré endulzantes artificiales como la sacarina o aspartane, ni ella tampoco los comerá. Un día andábamos de compras en el *"A to Z's Air Fair*, tienda de comidas saludables en Saint Joseph, Missouri y escuché a mi mamá preguntar por stevia , una arternativa natural a aquellos endulzantes artificiales. Así comenzó nuestra aventura multifacética con esta sorprendente hierba.

Mi deseo es de que este libro ayude a abandonar el hábito del azúcar y como resultado se sentirá mejor. Stevia produce un cosquilleo en las papilas gustativas como lo hace la azúcar, pero el parecido termina ahí. Stevia ha demostrado tener efectos medicinales beneficiosos. En efecto stevia puede ser vendido en los Estados Unidos solo como un suplemento de la dieta alimenticia. Bajo las regulaciones presentes de la FDA, lo dulce es considerado como "un efecto lateral." Por eso es que stevia actualmente no se está usando en los productos procesados aquí en los Estados Unidos. Esto quiere decir que debemos cocinar con stevia para hacer un uso completo de este afortunado "efecto lateral."

¡Cocine Feliz!

Un Mensaje del Cocinero

La da preparación de alimentos ha sido un disfrute para mi, desde los primeros días que pude pararme en una silla para alcanzar el mezón. Tuve una buena maestra, mi mamá. Siendo granjeros la major parte de nuestra comida era fresca y no alterada. Nuestra familia disfrutaba de comidas deliciosas.

Algunas clases de economía doméstica en la escuela secundaria y en la universidad me abrieron nuevas perspectivas y me presentaron nuevas conceptos en cuanto al manejo de los alimentos. Durante los años de 1940 y 1950 nacieron gigantes industrias en la producción de alimentos junto con la necesidad de extender el vencimientos de los alimentos. Se les pidió a los agricultores que usaran químicos para el control de plagas. Las condiciones ambientales para la producción de los alimentos empeoró.

Como una titulada en economía doméstica, esposa y madre, mi interés por los alimentos continuó. En la cocina, alimentando a una familia de ocho, había mucho que planear, comparar, guardar, cocinar, servir y por supuesto limpiar. Como también visitar a los doctores, hospitales, tiendas de alimentos saludables, charlas de nutricion, bibliotecas, librerías, y cursos cortos. Yo quería mejorar la salud de mi familia y proveer comidas incitantes y nutritivas. El modificar los recetas para incluir ingredientes saludables ha sido un desafío constante que he disfrutado.

La gente tiende a tener un apego sicológico a los comidas diarias o platos servidos durante su niñez y adolecencia. Los postres han sido una parte importante de los comidas familiares durante su vida. Juzgando los recetarios del siglo 19, nuestros anteposesados los disfrutaron también. Los seres humanos parecen tener "un diente dulce," una condición natural, compartida por todos en diferentes grados. Un problema aparece cuando bastantes cantidades de azúcares refinados son consumidos constantemente. Les recomiendo leer *Sugar Blues* de William Dufffy, para mayor información.

Varios años atrás oí hablar de stevia, un endulzante de hierbas ahora usado en muchas partes del mundo. Mi familia y yo empezamos a usarlo en recetas de postres tradicionales. Nos sentimos contentos con los resultados y realmente nos sorprendió "cuan dulce es!" En 1997 mi hijo Jeffrey comenzó a estudiar stevia como alternativa de siembra agrícola. Nosotros ya poseíamos una colección de recetas usando stevia. La producción del libro fue nuestra siguiente face. Jeffrey investigó el endulzante y lo entró en la data de su computador.

Estas "Recetas Dulces con Stevia" están aquí para que usted las use y las disfrute. Goce preparándolas y especialmente comiéndolas. Que tenga buena salud y que Dios lo bendiga.

Bertha Goettemoller

Agradecimientos

Estoy contenta de agradecerle a mi madre, Bertha Goettemoeller, quien hizo posible este libro desarollado la mayoría de las recetas y nutriéndome en muchos formas durante toda mi vida. Deseo tambíen agradecer a tres más contribuyentes de recetas. Ellos son mi hermana, Rosanna Goettemoeller, a mi sobrina, Elizabeth Cole, y a Steve Marsdeen de *Herbal Advantage, Inc.*

Gracias a todos aquellos que probaron los diferentes sabores. Ellos jugaron un papel importante. Estos incluyen la familia Cole; Pat, Yvonne (mi hermana), Jerome, Daniel, Benjamin, Elizabeth, Joseph, Rebecca, y Joshua (mi sobrinas y sobrinos). Mis otros hermano ayudaron de la misma forma: Dareth, Rosanna, Karen, y Adrian. Hubieron muchos más con quienes fue un placer compartir en la mesa disfrutando de comidas sabrosas y de una agradable conversación.

Un agradecimiento de corazón a Alex Ching, Ph.D. por permitirme participar en su investigación de cultivo de stevia. Aprecio su deseo de enseñarme y de su amistad.

Finalmente deseo agradecer a David Richard, mi editor de *Vital Health Publishing.* El jugó un papel importante en hacer este libro de recetas. Valoro su consejo y guía.

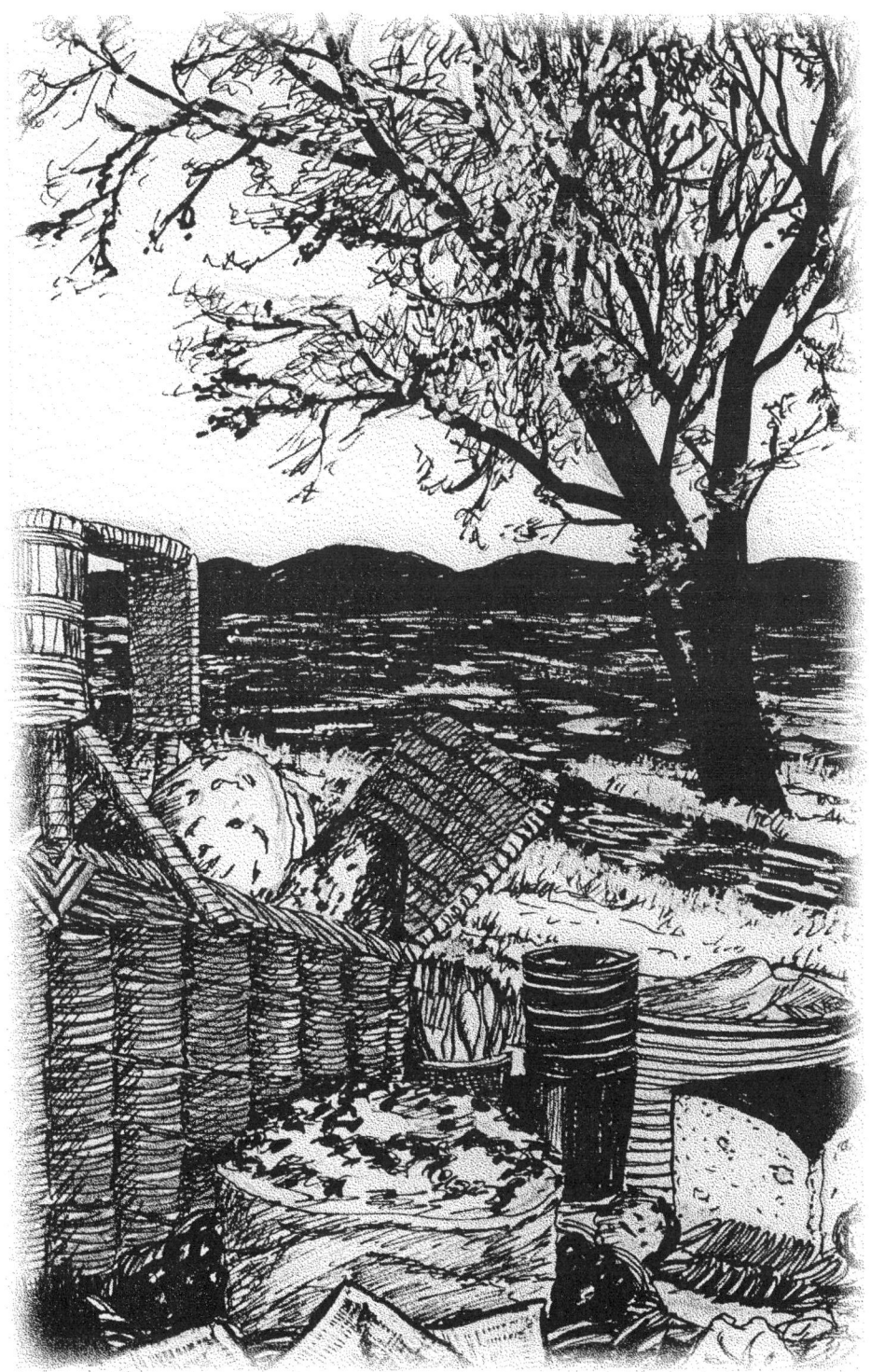

Capitulo 1
Todo A Cerca De Stevia

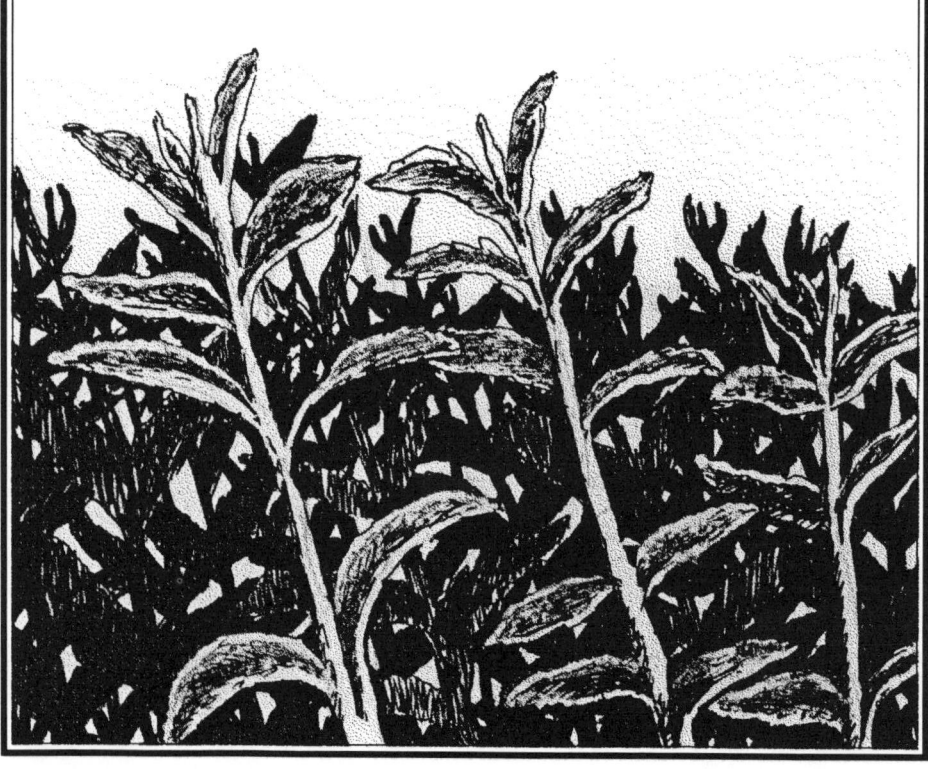

Stevia rebuadiana es una hierba nativa insignificante de Paraguay y Brazil en la parte subtropical de sudamerica. La planta se parece a la menta, pero crece de 2 a 3 pies de altura y no se esparce tan rápidamente. Los tallos echan raíces fácilmente, y forman nuevas plantas, pero la propagación de la semilla es más difícil porque su proporción de germinación es baja.

Los indios nativos Guaranies usaron stevia por siglos antes que M.S. Bertoni la descubriera en 1887. Extranjeros también se pusieron al día, pero stevia fue escrutinisada con la llegada al nuevo mundo, el estudio de la investigación científica.

En mi opinión, stevia es uno de los grandes descubrimientos botánicos de todos los tiempos. En los Estados Unidos no se han dado cuenta del potencial de stevia como se ha hecho en otros países.

Repaso sobre la investigación

¿ Cuan dulce es?
El polvo de stevia verde y las hojas de stevia secas son hasta 15 veces más dulces que la caña de azúcar. El estracto de polvo de stevia puede ser hasta 300 veces más dulces que la azúcar. Esto quiere decir que se necesita muy poco para endulzar una receta, por lo tanto el costo debe ser calculado en base a eso.

Seguridad
Se han tomado muchas prueba para ver si stevia es tóxica. Pero ninguna de estas pruebas ha demostrado que tenga efectos nocivos. Solo pocas sustancias son así. La mejor prueba de ellos fue el continuo uso de ella por los nativos de America del Sur. Además se han consumido miles de toneladas de estracto de stevia durante los últimos veinte años en muchos paises sin reportarse efectos dañinos.

Calorias

Debido a su particular estructura de la molécula de glucosa las calorias que obtenemos de stevia son casi cero. Algunas de las recetas son altas en calorías debido a sus ingredientes, por lo tanto se debe ser ciudadoso en la selección de recetas si usted este tratando de limitar el número de calorias en su dieta.

Regula el Aúcar en la Sangre

Stevia ha sido precrito por hierbateros en el Brazil. Se cree que stevia tiene un efecto que regula los niveles de azucar en la sangre! Esto efectos no han sido aún comfirmados. Se garantiza mayor investigación en esta área.

Efectos Cardiouasculares

Se cree que uso prolongado de stevia produce una leve fortaleza en el corazón y en el systema vascular. Otra vez en esta área se necesita más investigación.

Effecto Anti-Caries

La investigación ha demostrado que mucho de strains de bacterias. Esto ha llevado al uso de stevia en productos para enjuagarse la boca o en pastas dentales. Contrario a la azúcar stevia puede ser bueno para sus dientes. ¡Que cambio!

Ayuda en la Accion Digestiva

Stevia ha sido usado en el Brazil para ayudar al funcionamiento del sistema digestivo aunque esto no ha sido comprobado.

Fuentes de Informacion para este Capitulo

1.　　Elkins, Rita (1997) **Stevia**: *Nature's Sweetener.* Pleasant Grove, UT: Woodland Publishing

2.　Richard, David (1996, 1998, 1999) **Stevia Rebaudiana**: *Nature's Sweet Secret.* Blommingdale, IL: Vital Health Publishing

Lecturas Adicionales Recomendadas

Healthy Habits – Habitos Saludable
Autor: David and Anne Frahm
Publicista: Pinon Press

How to Grow Stevia – Como Crecer Stevia
Autor: Blas Oddone
Publicista: Guarani Botanicals

Stevia Miracle of No Calorie – Milagro de Stevia Sin Calorias
Autor: Donna Coates
Publicista: Random House Value Publishing

La búsqueda en el internet es una buena forma de aprender mas sobre stevia.

Capitulo 2
Cocinando con Stevia

Este capitulo los factores especiales que tuvemos que considerar cuando desanollamos las recetas. Si usted desea experimentar con sus propias recetas o entender las nuestras mejor, esta informacion las ayudara. Tambien incluimos consejos generales y una lista valiosa de sustituciones y medidas.

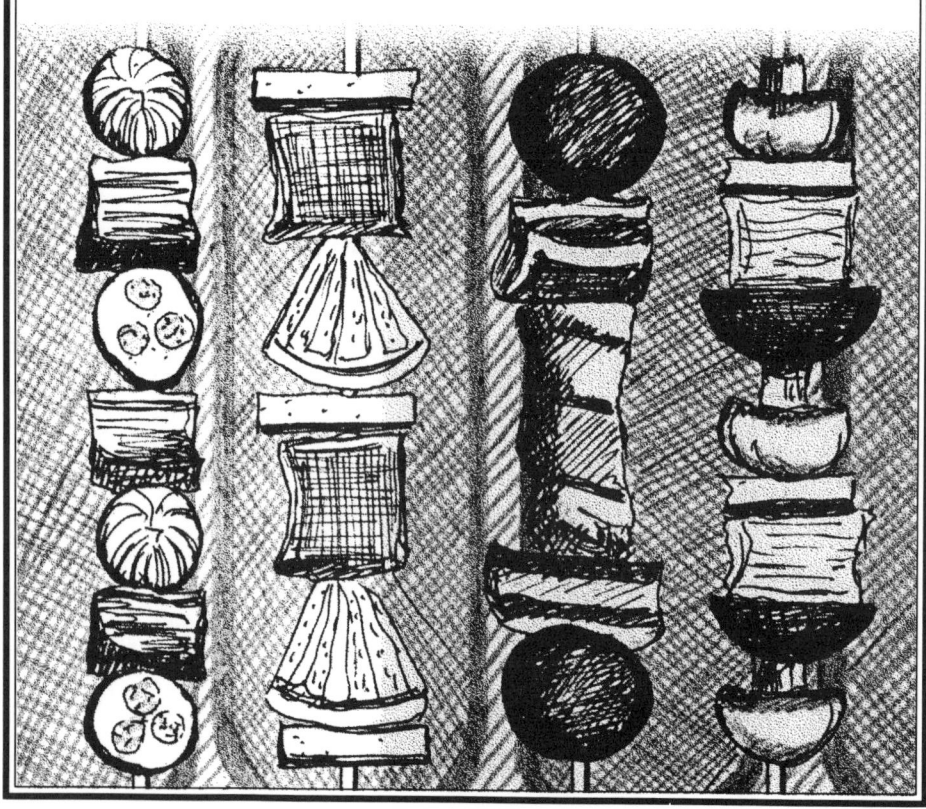

Productos de Stevia Usados en las Recetas

Si no puede encontrar lo que desea, pregunte en su tienda de alimentos naturales para que se lo ordene. Hay múltiples fuentes de negocio para estas formas de stevia. Esperamos que los tiendas de comidas comiencen a tener una variedad de ellas también.

Yo recomiendo el uso de las Hojas Secas de Sevia (para té) o Polvo de Stevia Verde cuando sea posible, como también recomiendo trigo entero en lugar de harina blanca. Estas formas proveen una gran variedad de nutrientes encontrados en las plantas de stevia. Para las recetas que no funcionen bien con Polvo de Stevia Verde pienso que el Estracto de Stevia en Polvo es ciertamente mejor que la azúcar o los endulzantes artificiales. Los estractos líquidos de stevia se encuentran disponibles, pero preferimos los en polvos. Lo que continua es una muestra de diferentes formas de stevia usadas en este libro.

Hojas Secas de Stevia

Estas hojas secas de la planta de stevia contienen 8-12% de y funciona bien para el té. Usted puede comprar las hojas o cosecharles de plantas de stevia que plante en su cosa. Simplemente tome las hojas antes de que florescan y séquelos en rejillas o en un deshidratador de comida a fuego lento.

Polvo Verde de Stevia

Mencionamos esto como opción en las recetas que se presten para su uso. En otras recetas, esta forma no resulta bien. Este es un polvo verde, fino hecho de las hojas secas y de los tallos verde debe planta de stevia. No se le hace ningún otro proceso. El Polvo Verde de Stevia impartirá diferentes tonos de verdes en algunas recetas dependiendo de la cantidad usado. Este es el producto menos refinado que se puede usar en recetas que no usan liquidos.

Estracto de Stevia en Polvo, 85-95% de Glycosides dulce

Este es el producto principal de stevia usado en las recetas. Se extren a travez de varios procesos, generalmente con agua o con base de alcohol etílico.

El polvo esponjoso y fino que resulta de este proceso es 200-250 veces mas dulce que la caña de azúcar y generalmente de color crema. Cualquier estracto de glycosidas en rango de 85-95% resultará bien en nuestras recetas,y este es tipo mas común en el mercado. Si es que encontrara un producto con menos proporción de ajuste la cantidad usada.

Yo considero cuaelquier estracto de stevia muy superior a los endulcantes artificiales o azúcares, pero si recomiendo usar uno que no haya sido artificialmente blanqueado. Desafortunadamente, no se fácil determinar si un producto ha sido blanqueado.

Consejos de Cocina

Stevia no puede ser simplemente insertada donde una receta diga azúcar. Estudie la siguiente información y se encontrará preparado para usar este hierba dulce en su cocina. Los guías a seguir asumen que stevia reemplaza a la azúcar.

Realze en el Sabor

La Stevia Verde Polvo puede realzar los sabores en algunos platos cuando se usan en pequeñas cantidades, aunque no puede funcionar en todos los otros. Nuestras recetas son diseñados cuidadosamente para tomar ventaja en ésto y en otros aspectos de stevia.

Cantidad de Stevia

Por volumen se necesita mucho menos de stevia que de azúcar. Para propositos endulzantes, es una cucharadita de Extracto en Polvo de Stevia o tres o cuatro cucharaditas de Stevia Verde en Polvo se usa en lugar de una taza de azúcar.

Libre de Azúcar

En este libro ingredientos "libre de azúcar" quiere decir sin azúcar refinada.

Como Guardar Stevia

Stevia se mantiene guardada muy bien, a si es que cómprela en cantidades si desea. Para guardarla por largo tiempo use un frasco sellado o un recipiente plástico.

Cualidades para Dorar

Algunas recetas de stevia se doran menos que otros similares usando azúcar o miel. La leche o las grasas pueden dorar más.

Radio entre Ingredientes Secos y Liquidos

Para hornear con stevia use un poco de menos líquido o un poco más de harina que cuando hace recetas con azúcar.

Mezela

Stevia es más esponjosa que la azúcar. Se desparrama con felicidad. Las direcciones para las recetas exijen que se mezcle stevia con ingredientes líquidos o secos. Para endulzar las frutas crudas, primero disuelva stevia en una cucharadita o dos de jugo de limón o agua y luego revuélvalo dentro de la fruta.

Utensilios

Use acero inoxidable o vidio a prueba de horno si la comida se va a dejar en el recipiente.

Precalentamiento del Horno

Observe cuanto tiempo se demora su horno para precalentar. Enciéndalo al tiempo apropiado mientras mezcle los ingredientes.

A Cerca de la Harina

Harinas de granos enteros son los mejores en términos de valor ambos en sabor y nutrición, pero tenga cuidado al mantenerlos guardados. Póngala en el refrigerador si planea usarla dentro de pocos días. De otra forma las harinas de granos enteras deben ser refrigeradas. Todas las siguientes lo son excepto la harina blanca.

Cernir

No cierna la harina antes de medirla solo coloque cucharadas de harina en la taza de medir y nivele con un borde parejo del cuchillo.

Variedades de Harinas

Harina de Trigo Entero

Bastante versatil, esta harina es generalmente molida del llamado trigo "duro". Todas las harinas de trigo son ricas en gluten, sustancia que mantiene el pan con consistencia.

Harina de Trigo para Bizcocho

Esta harina se hace moliendo el trigo suavemente. Es ideal para postres y en general para hacer masas al horno, sustituyendo bien a la harina blanca.

Harina Blanca

El germen ha sido sacado del grano de trigo para hacer esta harina pero no sufre un proceso de blanqueado y se puede guardar sin refrigeración o congelación.

Harina de Cebada

De casi color blanco, la harina de cebada tiene un sabor a nueces y un poco a gluten.

Harina de Arroz

En productos horneados, esta harina da un poco de textura áspera y un sabor agradable. Es de color claro y no tiene gluten.

Harina de Avena

Se usa en postres y en platos básicos, la harina de avena contiene muy poco gluten.

Se encuentra disponible en algunos negocios espercializados o puede hacer su propia harina moliendo la avena. Para obtener una taza de harina de avena, mida una taza más una cucharada de avena y muélala brevemente en una procesadora de alimentos.

Otros Ingredientes

Agar Agar
Hecho de alga marina, este vegetal gelatinoso surve como sustituto vegetal de la gelatina derivada de origen animal. Se ha usado por siglos para espezar comidas.

Almendras blancas
Agrege almendras a un sartén con una pulgada de agua hirviendo. Tape el sartén, apague el fuego y deje reposar por 30 a 45 segundos. Cuele y pele la cáscara de los nueces.

Almendras Molidas
Para 1 1/4 tazar de almendras molidas procese 1 taza de almendras crudas en un recipiente para mezclar. Esto solo requiere unos pocos segundos. Guárdelo en un congelador o refrigerador.

Polvo de Raices de Hongos
Esta harina viene de una raíz de tubérculo y es parecida a la maicena se usa de la misma forma, haciendo esto una buena elección para aquellos que son alérgicos al maíz.

Banana Congeladas
Compre la fruta media madura. Parta las bananas ya peladas en committed, colófrelar en bolsas plásticas de congelar. Estas bananas congeladas se rebanan facilmente para recetas usar sus pedazos como se le indica.

Polvo de Carob
Este polvo dulce de color café se ve como la cocoa y algunos dicen que su sabor se parece a la cocoa tambien. No contiene cafeína.

Coco Molido
Para una taza y media de coco molido, ponga una taza de coco rallado sin sulfuro en una procesadora. Muela por unos pocos segundos hasta lograr la textura deseada.

Crema de Queso
Escoja crema de queso con el contenido de grasa que usted necesite Neufchatel puede ser cambiado por crema de queso bajo en calorías asegúrese de leer las etiquetas.

Sabores
Se necesita un poco de estracto de vainilla cuando se usa stevia. El gusto personal varía mucho, por lo tanto experimente y use la cantidad que sea mejor para su gusto.

Margarina
La margarina no hidrogenada es una buena alternativa en lugar de la mantequilla. Generalmente contiene canola y aceite de soya. Búsquelo en los negocios de comida saludable.

Nueces y coco tostados
Ponga las nueces y al coco en un molde bajo y extienda hacia las orillas. Cocine por cinco a diez minutos en un homo a 350 grados.

Bebida de Arroz
Esta bebida viene en cartón y puede reemplazar a la leche en muchas recetas.

Sal
Si prefiere la sal puede ser omitida en la mayoría de las recetas. El sabor será un poco diferente en algunos casos. También recuerde siempre que la mantequilla sin sal está disponible.

Bebida de Soya
Este productos líquido se encuentra en muchas de comida, envasada en cartones en áreas sin refrigeración.

Bebida en polvo de soya
Mire en las tiendas de salud y en almacenes de comida para encontrar este polvo.

Sustituciones y Medidas
2 cucharada de mantequilla = 1 onza
1 barra o 1/4 de libra de mantequilla = 1/2 taza
1 taza de mantequilla = 7/8 taza de aceite
1 taza de mantequilla deleche = 3/4 yogurt in sabor y bajo en calorias más una
 taza de leche
1 taza de crema agria = 7/8 taza de yogurt puro
1 manzana mediana = 1 taza de manzanas picadas
1 libra de manzanas = 3 tazas de manzanas picadas
1 libra de dátiles enteros = 1-3/4 tazas de dátiles picados
1 libra de pasas = 2-3/8 tazas de pasas
1 naranja entera = 6 a 8 cucharadas de jugo
1 limon mediano a grande = 1/4 de taza de jugo
5-1/3 onzas de nueces = 1 taza de nueces picadas
1 libra de nueces con cáscara = 1 taza de almendras en cáscara
1 libra de almendras con cáscara = 1 taza de almendras en cáscara
1/4 libra de nueces picadas = como una taza
1 cucharada de maicena para cocinar = 2 cucharada de harina
1 cucharada de polvo de raices de saeta para espesar = 2 cucharadas de harina
1 cucharada de té de polvo de hornear = 1/4 de cucharada de té de
 bicarbonato mas 1/2 cucharada de té de crema tártara
3 onzas de gelatina con sabor = 1sobre de gelatina sin sabor + 2 tazas de jugo
 de frutas
3 cucharada de té = 1 cucharada
4 cucharadas = 1/4 de taza
Como 5-1/2 cucharadas = 1/3 de taza
1 taza = 8 onzas de liquido
2 tazas = 1 pinta
4 tazas = 1 cuarto

Capitulo 3

Desayunos que Satisfacen

Frutas jugosas y frescas que hacen un desayuno delicioso, requieren de muy poca preparación y realmente apetecen al paladar. Para frutas que necesiten un poco de azúcar la facil disolver stevia en agua o jugo de limón y revolver con los pedazos de fruta.

La harina de trigo se ha omitido a propósito de las recetas de panqueques, un logro para aquellos que desean evitarla. Cebada y zenteno hacen a los panqueques grandes en lo bueno de los granos enteros. Vaciele almibar de manzana de cedro y comience su día con una sonrisa.

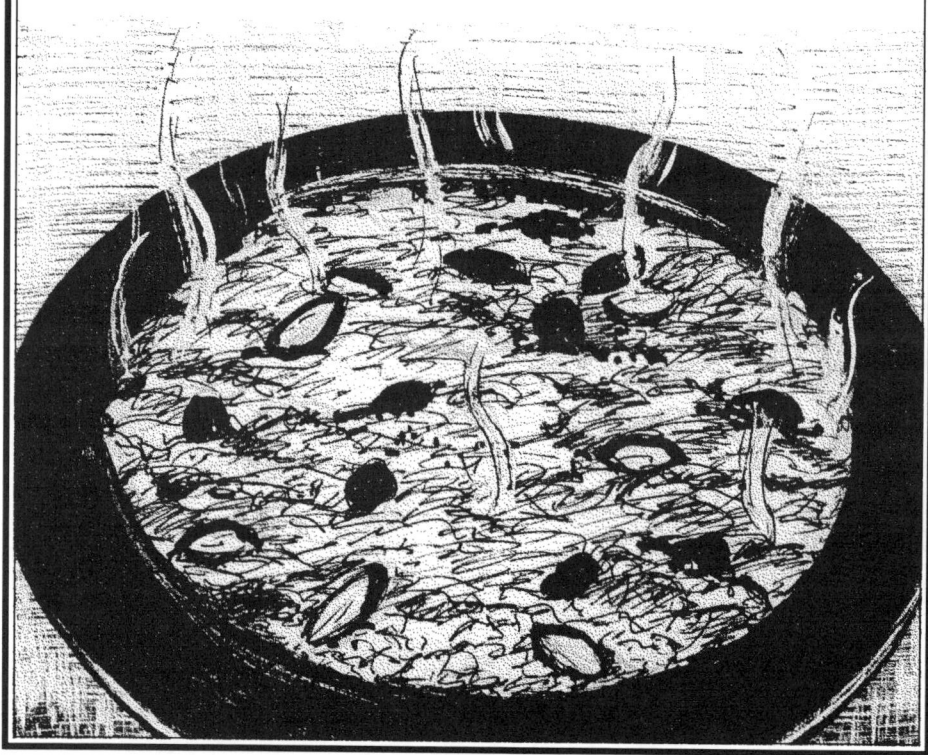

Malteada Nectar Dorado para el Desayuno   2 porciones

Disfrute su Desayuno con una mezcla cremosa de sus frutas favoritas.

- 2 bananas, partidas por la mitad
- 1/16 cucharada de té de Estracto de Stevia en Polvo
- 1/2 taza de jugo de naranja
- 1 1/2 taza de duraznos frescas o congelados en rebanadas
- Rebanadas de banana y ramitas de menta de adorno opcional

    Use una licuadora, y procese las bananas, la stevia y el jugo de naranjas. Agrege las rebanadas de durazno de una en una y procese hasta que quede suave.

    Vacie dentro de un vaso grande y adórnelo, si lo desea.

Variación: Si quiere agregar fibra, licue 1 cucharada de con las bananas aumentel el jugo a 2/3 de taza.

Panqueques de Cebada y Zenten   12 panqueques grandes

Rapido y Facil de hacer y memorable de comer.

- ¼ cucharada de té Estracto de Stevia en Polvo.
- 1½ taza de harina de cebada
- ½ taza de harina de zenteno
- 3 cucharadas de té de polvo de hornear
- ½ cucharada de té de crema tártara
- ¼ de cucharada de té de sal
- 2 huevos
- 2 cucharadas de aceite vegetal
- ½ taza de leche de soya o soya con sabor a vainilla
- 1¼ tazas de agua.

    Revuelva todas las ingredientes secos. En un recipiente separado mezcle todos los líquidos y luego combine las dos mezclas.

    Caliente el sartén. Ponga 1/3 de la masa de panqueques en el sartén para cada uno. Delo vuelta cuando esté inflado y debajo esté café.

    Sirvalo caliente con almibar de manzana, salsa de piña, o con salsa de manzanas.

Variaciones:
- Use una taza de leche de soya o rebaje el agua a 3/4 de taza.
- Rebaje la sal a 1/8 de cucharada de té.
- Sustituya harina de avena por harina de zenteno

Almibar de Manzana

Porcion 1¼ taza

Sirva caliente sobre panqueques y wafles

- ¼ taza de agua
- 1 taza de jugo de manzana
- 1 cucharada de raices de hongos o maicena
- 1 cucharada de mantequilla , opcional
- ¼ cucharada de té de Estracto de Stevia en Polvo
- 3/4 cucharada de té de sabor de vainilla
- 3/4 cucharada de té de sabor de arce

Revuelva el agua, el jugo de manzanas y hiérbalo a fuego mediano. Baje la temperatura y cocínelo por 2 minutos mas. Sáquelo del fuego y agrega los ingredientes restantes.

Refrigerar lo que sobre en un frasco tapado.

Tazon de Fruta al Desayuno

1 o 2 porciones

Frutas dulces y jugosa con Granola Crujiente.

- 1 pera
- 1 manzana
- 1 cucharada de té de jugo de limón fresco
- 1/16 de Estracto en Polvo de Stevia
- 2 o 3 cucharada de té de agua
- ¼ a ½ taza de Granola Crujiente (vea el índice)
- Yogurt sin sabor (opcional)

Pele, sáquele el centro y corte en cubos la pera y la manzana. Coloque en un tazón. En una taza mezcle el jugo de limón, stevia y una cucharada de agua. Revuelva la mezcla con la fruta. Enjuague la taza con las dos cucharadas de té restantes y agrégeselo a la mezcla. Con una cuchara espolvoree granola sobre la frutas. Si desea coloque yogurt.

Variacion:
Trate de usar otros tipos de frutas como banana, kiwi, o uvas.

Granola Crujiente

Porciones 6 tazas

Una especie de granola más seca

- 3/4 taza de salvado de avena
- 2 1/2 tazas de avena
- 1/2 taza de coco molido sin sulfuro
- 1/2 taza de almendra molida
- 1/4 taza de semillas de sésame
- 1/2 taza de manzana molida sin azúcar
- 3/4 cucharada de té de Estracto en Polvo verde de Stevia
- 1 1/2 cucharadade té de canela
- una pizca de clavos de olor y nuez moscada
- 1/3 taza de aceite vegetal
- 1/2 a 3/4 taza de pasas (opcional)

En un recipiente grande revuelva juntos el salvado, la avena, el coco molido y las semillas de sésame. Déjelo a un lado.

Combine la manzana molida, stevia, especias y aceite en un recipiente pequeño. Agrege la avena y revuelve. Vácielo a un molde de 10 x 15 x 1 pulgada. Hornea 15 minutos a 300 grados precalentado. Retire del horno y revuelva. Hornea 15 minutos mas. La granola estará café dorada.

Enfríe el molde en un parrilla. Revuelva las pasas, si las usó. Vacielo en un recipiente para guardar y tápelo. Déjelo a temperatura normal hasta el otro día. Refrigiere o congele.

Amendras y Granola con Fruta

Porciones 6 tazas

Es como comer pedacitos de galletas

- 2 tazas de avena
- 1 taza de coco molido sin sulfuro
- 1/2 taza de almendra picadas
- 1/4 taza de semillas de sésame
- 1 taza de manzana molida sin azucar
- 3/4 de cucharada de té de Estracto en Polvo de Stevia
- 1/4 taza de aceite vegetal
- 1/2 cucharada de té de estracto de vainilla
- 1/2 taza dátiles picados
- 1/2 taza de pasas
- 1/2 taza de almendras picadas

En un recipiente largo revuelva juntos la avena, el coco, las almendras molidas y las semillas de sésame. Déjelo a un lado.

Revuelva junto la manzana molida, stevia aceite y estracto de vainilla. Agrege a la mezcla de avena y bata muy bien hasta lograr una textura homogenea. Déjelo a un lado por 20 minutos para que la avena pueda absorber la humedad. Extienda en un molde aceitado de 10 x 15 x 1 pulgada. Hornee por 20 minutos en un horno precalentado a 300 grados. Saque del horno y revuelva. Regreselo al horno por 15 minutos más. La granola se pondrá dorada. Enfríe el molde sobre una parilla.

Agrege fruta y almendras picadas a la mezcla de granola y revuelva. Vacielo a un recipiente y sírvalo. Déjelo a temperatura normal hasta el otro día. Para guardarlo por más de una semana, necesita congelarlo.

La Mejor Avena Dominguera

Porciones 2 a 3

Comíence el día con este cereal caliente y agregados sabrosos.

- 1 3/4 taza de agua
- 1/6 cucharada de té de sal (opcional)
- 1/3 to 1/2 cucharada de té de Estracto en Polvo de Stevia
- 1 taza de avena

Aderezos
- Leche o yogurt
- pacanas picadas
- coco
- canela

Ponga agua, sal y stevia en un sartén mediano. Póngalo a hervir y vacie la avena. Reduzca el color a mediano y cocine 5 minutos mas. Revuelva si es necesario.

Sáquelo del fuego, cubra y déjelo por 3 a 4 minutos. Sírvalo en re recipientes de cereal y agrege cualquiera de los aderezos que las sugerimos.

Variacion: Para agregarle fibra, reemplace 1 1/2 cucharadas de avena por una cucharada de salvado. Cocine igual.

Capitulo 4
Bebidas Refrescantes

Las siguientes bebidas con un sabor tentador no solamente agregan placer a su vida, pero también a su cuerpo.

Una olla de té de hierbas puede entibiar el corazón y agredar al alma. El café de hierbas ofrece sus propios sabores ricos y arómaticos. Mantenga siempre una jarra de té de menta en el refrigerador para el periodo de sed en el verano o haga una dulce limonada cualquier día del año. Comience con solo un poco de stevia para endulzar una taza de té.

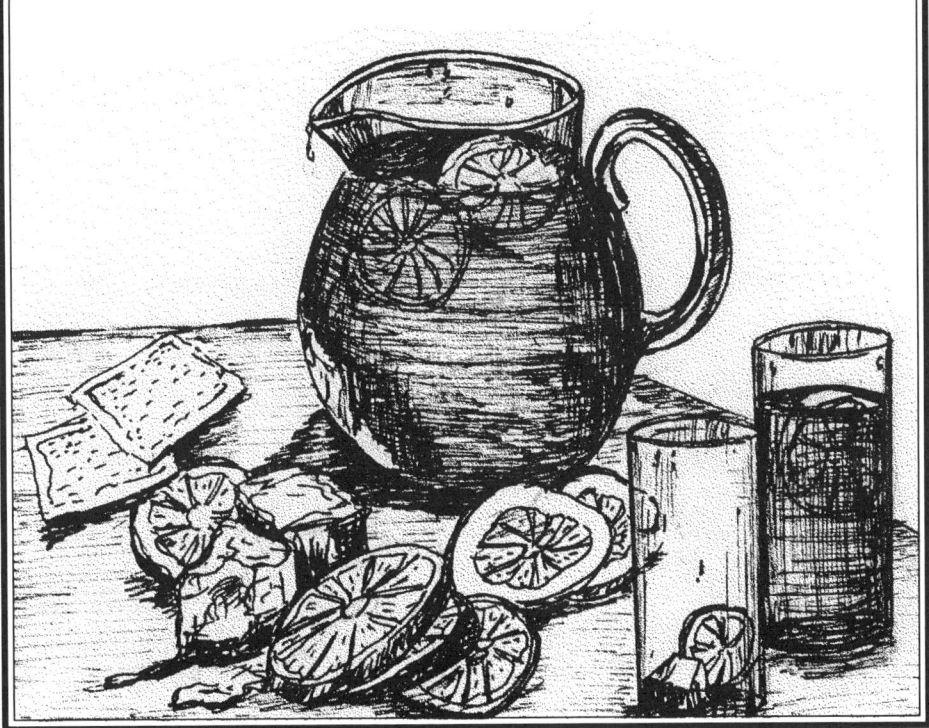

## Te de Yerba Mate	Porciones 4 (6 onzas)

El endulzante stevia en la tradicional bebida de Sudamerica.

- Agua hirviendo
- 1 cucharada de hojas de yerba mate
- 3 tazas de agua fresca hervida
- unas gotas de limón, opcional
- 1/4 de cucharada de te de Polvo Verde de Stevia

    Caliente una tetera hasta que hierba el agua. Ponga los hojas de te dentro de un contenido para té y déjelo dentro de la tetera caliente. Agrege agua fresca hervida y deje remojar por 5 a 10 minutos. Saque el contenido para el té y agrégele stevia. Agrege el jugo de limón si quiere. Sirva.

## Te Frio de Menta con Stevia	Porciones 5 (6 onzas)

Una sensación de sabor refrescante.

- 4 tazas de agua
- 4 cucharadas de te de Hojas Secas de Stevia (coloque las hojas en una taza de medir)
- 2 cucharadas de hojas de mentas secas y partidas.
- Hielo

    Hierba 2 tazas de agua, váciele stevia y las hojas de mentas. Apague la estufa y deje que remoje por 5 a 8 minutos. Cuele en una jarra de vidrio de 2 cuartos.
    Enfríe el té a temperatura normal y agrege el agua restante. Váciele sobre el hielo y sírvalo.

Varíación: Una cucharada de té de jugo de limón fresco puede agregarle al té.

Te Caliente de Jengibre con Stevia   Porciones 4 tazas de te

Una mezcla única sabor dulce y aromático en un té refrescante.

- Agua hirviendo
- 1 1/2 cucharadas de Hojas Secas de Stevia
- 1 cucharada de hojas secas de menta
- 3 tazas de agua fresca hervida
- 2 cucharadas de té de Te de Jengibre Concentrado (vea el índice)

La tetera debe estar con agua caliente.

Mida la stevia y los hojas de menta dentro de un contenido para té. Coloque el contenido de té dentro de la tetera caliente y agrege 3 tazas de agua fresca hervida. Dejelo por 5 minutos para remojar.

Saque el contenido de té y agrégele Te de Ginger Concentrado. Sirva.

Variacion: Agregele el jugo de un limón

Consejo: Parta suavemente las hojas secas a medida que vaya llenando el contenido del té para dar más sabor.

Bebida Caliente de Hierbas Suaves   Porción 1 taza

Una bebida natural para que la familia la disfrute.

- Agua hervida fresca
- Polvo de hierbas instantáneas
- Estracto en Polvo Stevia o Polvo de Stevia Verde

Vacie agua en una taza. Vacie una cucharada de té de la bebida en polvo y stevia al gusto. Comience con un poquito de stevia.

Variaciones:
- Revuélvale una chispa de canela en polvo. Agrégele leche en polvo sin grasa al gusto o polvo de bebida de soya.
- Use 2 cucharada de polvo de bebidas de hierbas y vácielo sobre hielo para una bebida fria y refrescante.
- Agrege cáscaras de naranjas ralladas finitas.

*Consejo: Polvo instantáneos de bebidas de hierbas contienen cereales asados tales como zenteno, cebada y hierbas como la achicoria. Algunos se parecen al café en su sabor pero no contienen cafeína. Este tipo de bebida se encuentra disponible en su tienda de comida saludable o en las tiendas de comidas.

Café Aromatico Marsden   Porciones 8 tazas de café

Un café aromático dulce.

- 6 tazas de agua fría
- 3 a 5 cucharadas de café molido descafeinado
- 1 a 3 cucharadas de té de Polvo de Stevia Verde
- 1 cucharada de té aromático con canela

Siga las instrucciones de manufactura de su cafetera.

Vacie agua. Ponga un filtro y agrege el café. Haga una depresión en el café para agregar stevia y ponga encima la mezcla de té. Prenda la estufa. Cuando haya terminado el proceso sirva el café caliente.

Variaciones:
- Agrege su leche favorita o cremas sin productos lácteos.
- Para un postre de café, agrege Creama Batida (vea el index) y píquele cásacara de naranja bien fina.

Consejo: La mescla de té aromático con canela se encuentra disponible en los tiendas o en tiendas de salud.

Bebida de Cereza y Lima   Porciones 6

Tambien se puede combinar frambuezas con lima

- 2 ½ taza de agua
- 1/8 cucharada de té de Estracto de Polvo de Stevia
- 3 cucharadas de jugo de lima fresca
- 2 tazas de jugo de cerezas sin azúcar (disponible en tiendas de comidas saludables o congeladas en las tiendas de comida regular)

Ponga todos las ingredientes en una jarra de 2 cuartos y revuelva para disolver stevia guárdelo cubierto en el refrigerador. Sirva frío.

Te de Jengibre Concentrado   Porcion 3/4 taza

Agrege sabor a las bebidas, platos y postres de fruta.

- Pedazo de 3 pulgadas de raíz de Jengibre crudo
- 1 taza de agua
- 2 cucharadas de té de Estacto en Polvo de Stevia

    Envuelva y congele el resto de la raíz de Jengibre para un uso futuro. No use raíz de jengibre en esta receta.

    Pele y rebane la raíz de Jengibre y remoje en agua por 30 minutos. Cuele el líquido dentro de una jarra. Saldrá 3/4 de taza concentrado, agrege stevia y revuelva para que se disuelva. Cubra y refrigiere.

    Para una taza de té de jengibre, revuelva ½ a 1 cucharada de té concentrado dentro de una taza de agua caliente. Una pizca de Estracto en Polvo de Stevia o Polvo de Stevia Verde puede usarse para endulzar el té.

Limonada Fresca   Porcion 2 cuartos

Lo mejor de las bebidas veraniegas.

- 3/4 taza de jugo de limón fresco (jugo de 3 limones)
- 1 cuchara de té Estracto en Polvo de Stevia
- 7 ¼ tazas de agua

    Ponga el jugo de limón y stevia en una jarra de vidrio de 2 cuartos. Revuelva brevemente para disolver la stevia.

    Agrege agua y revuelva. Tape y refrigiere. Esta bebida es genenalmente servida helada. Tambien es deliciosa a temperatura normal.

    Ajuste la cantidad de jugo de limón y stevia como desee.

Variaciones:
- Para servir sobre hielo reduzca el agua a 6 tazas.
- Para un sabor a jengibre, revuelva 1 ½ cucharadas de té de Jengibre Concentrado (vea el índice)

Capitulo 5
Panes Horneados con el Corazon

El incitante aroma del pan al horno siempre trae halagos de parte de los invitados. La familia y los amigos querrán solo segundos de espera para probar estos panes, panes dulces y pan de molde.

Stevia se combina bien con todos los otros ingredientes y endulza agradablemente. Ajuste la cantidad de stevia como usted quiera.

Para una corteza más suave, frote aceite o mantequilla en el pan apenas sale de horno, y déjelo asi para una corteza más dura. La mayoría de los panes se pueden congelar. Solo asegúrese de usar una envoltura herméticamente cerrada. Dejer deshielar a temperadura normal.

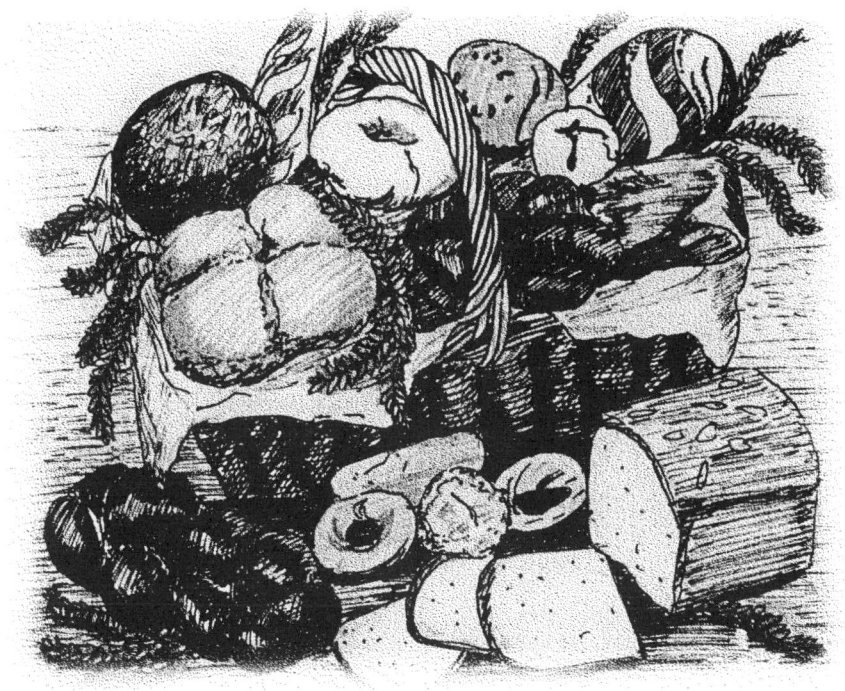

Pan de Trigo y Zenteno

Porcion 2 moldes

Pan dorado del corazón para la cena, para sandwiches o para tostadas.

- ½ taza de harina de centeno
- 5 ½ tazas de harina de trigo
- ½ cucharada de te de Estracto en Polvo de Estevia
- 2 paquetes de levadura activa y seca
- 2 cucharadas de sal
- 2 cucharada de jugo de manzana natural
- 3 cucharada de mantequilla
- 2 ½ tazas de agua muy caliente
- más harina de trigo para amasar
- aceite vegetal

En un recipiente grande combine la harina de centeno, 1 ½ tazas de harina de trigo, stevia, levadura y sal. Revuelva bien. Agrege el jugo y la mantequilla, luego vacie el agua. Revuelva bien. El agua debe estar caliente como para derretir la mantequilla. Usando una batidara eléctrica bata por 2 minutos. Agrégele una taza más de harina y bata en velocidad máxima por un minuto. Raspe los lados del recipiente.

Usando una cuchara de palo, revuelva lo que pueda de harina para formar una masa suave. Amase por unos 10 minutos o hasta que esté suave.

Cubra la masa con plastico y déjela reposar por unos 15 minutos. Pégele y luego forme 2 moldes. Póngalos en dos moldes de pan preparados con aceite. Ponga aceite en la parte de arriba del pan. Cubra con papel de cera. Coloque en moldes de galletas y cubra todo con una toalla limpia. Refrigiere por 5 a 20 horas.

Para cocerlo, descúbralo y déjelo reposar 10 minutos. Hornee los moldes en horno precalentado a 350 grados por 45 a 50 minutos. El pan está cocido cuando se le pega en la parte de arriba y suena vacío. Póngalo en una parrilla para enfriar.

Panecillos de Muchas Harinas para la Cena
Porcion 3 a 4 docenas

Tentacion del horno!

- 1 cucharada de jugo de manzana natural
- 2 tazas de agua tibia
- 2 paquetes de levadura seca
- ¼ taza de mantequilla suave
- 1 taza de granos de avena
- ½ taza de harina de maíz
- ½ taza de germenes de trigo
- ½ cucharada de té de Estracto en Polvo de Stevia
- 1 ½ cucharada de té de sal
- 2 huevos
- 4 a 6 tazas de harina blanca

Mida el jugo, el agua y la mantequilla en un recipiente grande. Espolvoree la levadura y deje que se ablande por 5 minutos, mientras tanto ponga la avena y la harina de maíz en la procesadora hasta que esté molida. Vaciele la mezcla de la levadura con los gérmenes de trigo, un huevo entero, una clara de huevo, stevia y sal. Guarde la yema.

Gradualmente agregue la harina, luego amase bastante hasta que esté manejable. Amase por varios minutos hasta quedar suave. Ponga aceite en la parte de arriba, cúbralo y deje que liude en un lugar temperado hasta que doble su tamaño, por una hora.

Use aceite o rociador vegetal para preparar 1 molde grande o 2 pequeños. Forme la masa en moldes y colóquelos en los moldes. Ubíquelos separados para que se cocinen más rápido. Déjelos subir casi hasta el doble.

Precaliente el horno a 350 grados mezcle la yema con dos cucharadas de té de agua. Esparza esta mezcla en la parte de arriba del pan. Esto ayudará para que se doren y brillen. Tire el resto de la yema. Hornee hasta que tenga un color dorado claro por 20 a 30 minutos. El tienpo de cocción depende del tamaño del pan y del espacio que tengan entre ellos. Sirva caliente o deje enfriar en la parrilla.

Panes de Trigo para Hamburgesas   Porcion 24 panes

Perfecto para su hamburguesa de carne o vegetal.

- 2 ¼ tazas de agua tibia
- ¼ taza de manzana molida sin azúcar
- 2 cucharadas de levadura activa y seca
- 1 o 2 cucharadas de té de sal
- 1 cucharada de té de Estracto en Polvo de Stevia
- ½ taza de aceite vegetal
- 2 huevos ligeramente batidos
- 6 tazas de harina de trigo

    Ponga el agua y la manzana molida en un recipiente mediano. Espolvoree la levadura dentro de la mezcla y deje reposar por 5 minutos. Agrege la sal, stevia, el aceite y los huevos. Revuelva bien. Mezclele la harina, revolviendo con una cuchara de madera y luego amase lo restante, como se necesite para formar una masa mediana. Aceite la parte de arriba de la masa, cúbrala y ponga al refrigerador por una hora.

    Aplane la mitad de la masa hasta un grosor de ½ pulgada en la forma de rectángulo de 9 x 12 pulgadas. Usando un cortador de 3 pulgadas haga 12 panecillos. Repita con la masa restante. Ponga los panecillos en un molde aceitado en un lugar temperado. Cúbralos con una toalla límpia y deje la masa subir hasta el doble. Hornee por 10 minutos en horno precalentado a 400 grados. Saquelos y ponga los panecillos que le sobren en un recipiente cerrado. Se pueden también congelar.

Bollos de Fresas y Bananas

Porcion 12 bollos

Sirva caliente del horno y espere halagos

- 1 3/4 tazas de harina de trigo para pasteles
- 3/8 cucharadas de té de Estracto en Polvo de Stevia
- 2 ½ cucharadas de té de polvo de hornear
- ½ cucharada de té de canela
- 1 huevo
- ½ taza de agua
- ¼ taza de aceite vegetal
- 2/3 taza de banana molida (1 grande)
- 3/4 de taza de fresas picadas

Aceite los moldes de los bollos. En un recipiente vacie la harina, stevia, el polvo de hornear y la canela. Haga un hueco para recibir los ingredientes líquidos. Agrege a la banana y las fresas y revuelva hasta que quede combinado.

Vacie con una cuchara la masa a los moldes de los bollos. Hornee en un horno precalentado a 400 grados por 20 minutos o hasta que estén dorados.

Pastel de Café con Naranjas y Dátiles — Porcion 12

Este suave trenza de pan está rellena de sabrosa salsa de frutas.

- ¼ de taza de pasas
- ½ taza de dátiles picados
- ¼ de cucharada de té de cáscara de naranja rallada
- ½ taza de jugo de naranja
- 2 tazas de harina de trigo para pasteles
- 1 cucharada de polvo de hornear
- 1/8 de Estracto en Polvo de Stevia
- ¼ de cucharada de té de sal
- 1/3 de taza de mantequilla
- 4 onzas de crema de queso regular o reducida
- ¼ taza de leche o leche de soya

En un sartén pequeño combine los primeros 4 ingredientes y hágalos hervir, revolviendo constantemente. Reduzca la temperatura a lento y cocínelo hasta que se ponga muy espeso, revolviendo cuando sea necesario.

Saquelo del fuego y enfrielo a temperatura ambiente. Cierna y vacie junto la harina, el polvo de hornear, stevia y la sal. Pongale mantequilla y crema de queso hasta que se ponga migajoso. Agrege leche y revuelva para que se mezcle.

Corte una hoja de papel de cera de 20 pulgadas de largo y espolvoree harina. Ponga la masa en el papel y espolvoree más harina en la parte de arriba. Aplane la masa en un rectángulo de 8 x 12 pulgadas. Ponga la masa dentro de un molde aceitado y saque el papel.

Esparza el relleno de fruta en el centro de la masa. Haga cortadas de 2 ½ pulgadas desde las puntas hacia el centro formando tiras de 1 pulgada de ancho. Envuelva las tiras llenando los lados alternativos.

Hornee por 20 a 25 minutos en un homo precalentado a 375 grados hasta que esté dorado. Lo mejor es servirlo tibio pero es delicioso frío también.

Capitulo 6
Ensaladas Sensacionales

Ensaladas sensacionales son parte de comidas saludables y dejan que florezca su creatividad. Hay una gran variedad de comidas que van con ensaladas y usted puede hacer buenas elecciones.

Incluído en este capítulo hay una receta versatil usando agar agar para gelatinar jugo de fruta.

¿Ha considerado alguna vez botones de flores coloridos para decorar? Asegurese que sean comestibles y recuerde que los brotes de hierbas y de hongos pueden ser usados. ¡Celebre con ensaladas!

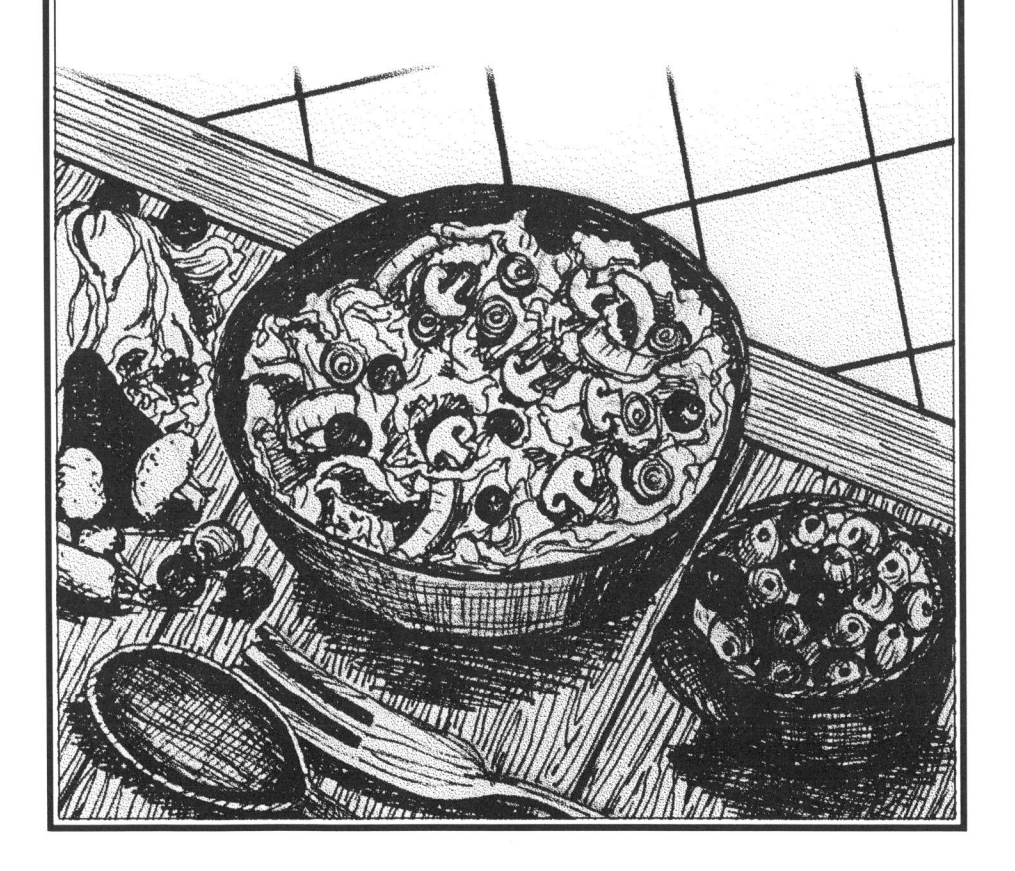

Ensaladas de Frutas Gelatinadas Vegetarianas
Porcion 4

Una receta fácil de ensalada gelatinada con agar- agar

- 2 tazas de jugo de fruta sin azúcar (manzana, uva blanca, mezclas de cerezas, naranja u otros)
- 1/8 cucharada de té de Estracto en Polvo de Stevia
- 2 cucharadas de agar agar
- unas gotas de extracto de almendras y otros sabores compatibles con el jugo que se use
- Hojas de lechugas o brotes de alfalfa
- Pedazos de fruta para decorar
- Nueces picadas
- Vacie salsa tales como aquellas del capítulo "Salsas" en este libro

Asegurece de medir correctamente. Ponga el jugo, stevia y agar agar en un sartén pequeño y mezcle bien. Hiérvalo mientras revuelva. Reduzca la temperatura y deje hervir a fuego lento por 5 minutos hasta que el agar agar se haya disuelto, revolviendo ocasionalmente. Déjelo a un lado por 15 minutos. Vácielo a un molde. Refrigiere, no lo mueva hasta que esté firme.

Tomates con Hierbas Rebanados   Porcion 5

Tomates aliñados en suave salsa dulce.

- 5 tomates Roma, rebanados
- 1 cucharada de perejil picado
- 1 cucharada de hojas de albahaca picados
- 2 cucharadas de jugo de limón fresco
- 1/6 cucharada de té de Estracto en Polvo de Stevia
- 1 cucharada de aceite vegetal
- una pizca de sal (opcional)

    Ponga los tomates, el perejil y la albahaca en una cacerola baja o en un bol de servir.

    En una jarra pequeña, revuelva los ingredientes restantes. Vacie los tomates y cubra con un plástico. Deje reposar a temperatura ambiente por 1 a 2 horas revolviendo cada 30 minutos. Sirva

Variacion: Pueden usar tomates más grandes.

Molde de Ensalada de Piña y Zanahoria   Porcion 6

Un gran molde con un pequeño sabor crujiente.

- 1 bote de (20 onzas) de piña picada o 2 ½ tazas de piña fresca picada mas ½ taza de agua
- 1 paquete de gelatina sinsabor
- 3/4 taza de jugo de manzana natural
- ¼ de Estracto en Polvo de Stevia
- 1 cucharada de jugo de limón fresco
- unas pocas gotas de estracto de almendras
- 1 taza de zanahorias finamente ralladas (1 zanahoria)
- brotes de alfalfa, perejil u hojas verdes

Cuele la piña. Para piña fresca, Hiérvala a fuego lento en agua por 10 minutos. Cuele, guardando el líquido. Agrege agua al líquido si es necesario para hacer una taza. Ponga el líquido en un bol de metal y esparza gelatina en la parte de arriba. Suavice la gelatina por 5 minutos y luego disuelva a fuego lento.

Sáquelo del fuego y vacie el jugo de manzana, stevia, jugo de limón y estracto de almendra. Agrege las zanahoria ralladas y guarde la pulpa de la piña. Vacielo a un molde de quarto. Enfríe por varias horas o por la noche. Para desmoldar inserte la punta del cuchillo alrededor de la ensalada para soltar los bordes. Vierta en un plato de servir y póngale un paño caliente sobre el molde. Saque el paño y el molde. Decorelo alrededor con brotes, perejil u hojas verdes.

Use: salsa de piña, de ajo o de yogurt a temperatura ambiente (vea índice) sobre la ensalada.

Ensalada Verde Mixta de Maria   Porcion 5

Es mejor si se prepara justo antes de servirselo.

- 6 tazas de mezcla de vegetales verdes (tales como espinacas, acelgas, u hojas de lechuga)
- ½ taza de pimiento verde picado en rebanadas finas
- ½ taza de pedazos de pacanas, tostados según el gusto
- flores comestibles (opcional)
- 1 receta de salsa cítrica fresca o salsa de ajo y yogurt (vea índice)

Mezcle los vegetales verdes, pimientos verdes y pacanas. Adorne con flores comestibles y Pase salsa o aderezo.

Consejos: Escoja pétalos frescos como narcisos o violetas, encontrados en la sección de vegetales de los supermercados o cosechados en casa, asegurándose que sean comestíbles.

Melocotones y Fruta Silvestre   Porcion 4

Salsa sabrosa y dorada cubre la fruta mixta.

- 4 melocotones frescos
- 1/8 cucharada de té de jugo de limón, fresco
- 2 tazas de fresas, moras y frambuesas congeladas
- almendras rebanadas para adornar

    Pele, remueva el cuezco y corte los melocotones. En una juguera o procesadora, mezcle los melocotones, stevia y jugo de limón hasta que suavice. Divida la fruta en 4 platos. Vacie la salsa de melocotón, decore y sirva.

Variacion: espolvorear con jengibre molido o canela.

Aderezo de Ajo y Yogurt   Porcion 1 taza

Perfecto para poner arriba de papas al horno

- 3/4 taza de yogurt puro, bajo en calorías
- 1 diente de ajo pequeño, picado o molido
- ¼ cucharada de te de hojas secas partidas de laurel
- ½ cucharada de vinagre de arroz aliñado
- 1/16 cucharada de Polvo de Stevia Verde
- 1 cucharada de té de perejil fresco, picado fino
- 4 cucharadas de mayonesa sin azúcar

    Bata todos los ingredientes. Vacielo en un jarro pequeño y tape. Enfríe durante la noche para mezclar los sabores.

Aderezo de Repollo cocido a la Antigua
Porcion 1 taza

Use este sabroso aderezo para ensaladas de papas también.

- ½ cucharada de maicena
- ¼ cucharada de Estracto en Polvo de Stevia
- ¼ cucharada de té de sal
- 1/3 cucharada de té de mostasa seca
- 3 cucharadas de bebida de soya en polvo o leche seca sin grasa
- 3/4 taza de agua
- 2 yema de huevo
- 1 cucharada de vinagre de sidra
- 3 cucharadas de agua

En una olla de hervir vacie junto la maicena, stevia, la sal, la mostaza y la soya en polvo. Vaciele las yemas en el agua y bata brevemente con un tenedor. Vacie la mezcla de las yemas dentro de los ingredientes secos.

Ponga la mezcla ya revuelta sabre agua a fuego lento y cocine hasta que espese. Apague el fuego y cocine revolviendo un minuto adicional. Saquelo del fuego.

Vaciele vinagre y las 3 cucharadas de agua restantes. Mezcle dentro del aderezo cocido. Enfrie vacie dentro de un frasco y tape, coloque en el refrigerador.

Variacion: Para más sabor use 2 cucharadas de vinagre y reduzca el agua a 2 cucharadas.

Consejo: Use dentro de 1 a 2 días.

Aderezo Citrico Fresco Porcion 1 taza

El sabor de toronja a las hojas verdes o a la ensaladas de frutas.

- 1 toronja rosada
- 1/16 cucharada de té de Estracto de Stevia en Polvo
- ½ cucharada de té de cebollas picadas o secas

Exprimir la toronja. Saquele las semillas y tírelas. Agrege la pulpa otra vez al jugo llenando 1 taza. Pongalo en una pequeña jarra de vidrio y revuelva con stevia y cebolla. Cubra y ponga en el refrigerador ½ hora antes de servir.

Capitulo 7
Salsas Deliciosas

Ponga a hervir a fuego lento manzana molida en una fría mañana y disfrute de la fragancia por toda la casa. Este postre dulce y sabroso es el final perfecto para cualquier almuerzo de envierno. Algunas de las salsas están diseñadas para ser vaciadas sobre diferentes postres. Otras salsas pueden rellenar crepas, bollos, pasteles. Pruebe salsa de piña sobre Pie de Manzanas, Salsa de Cerezas en Crepas o bollos. La Salsa de Naranja tiene un sabor dulce intenso.

Las salsas rojas basadas en tomate se unen frecuentemente en recetas y en la mesa. Salsa pesto da un sabor a hierbas maravilloso a las ensaladas, pastas, panes y más. Use bastante aliño para los vegetales, pollo y puerco para asar al horno o a la parrilla.

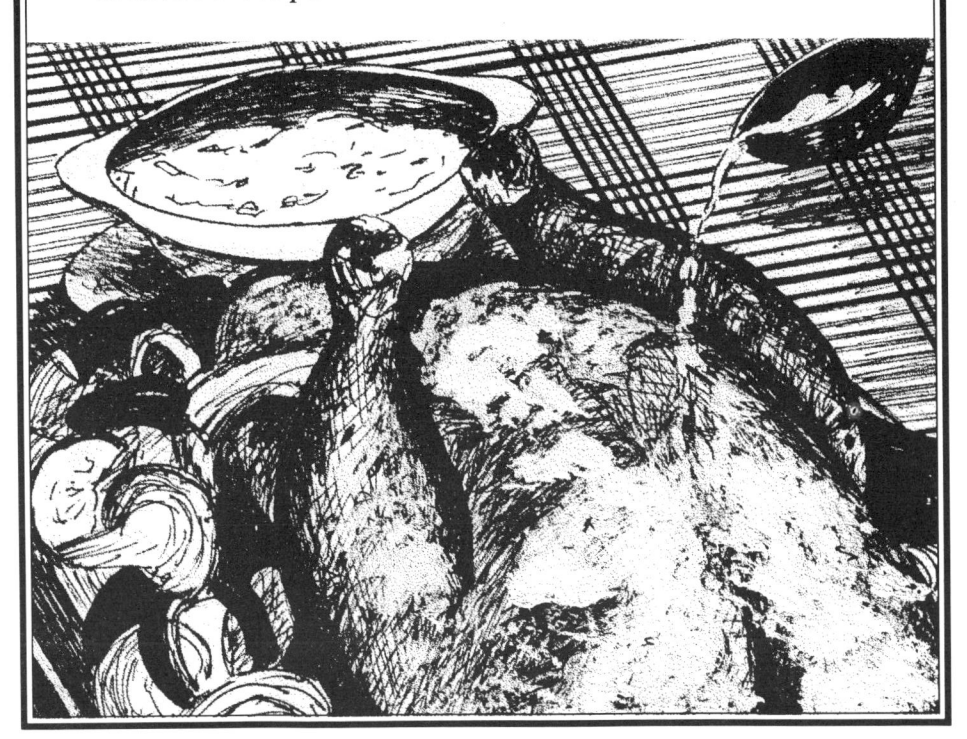

Salsa de Tomate

1 pinta

Espesa y un poco sasonada, con un rico sabor a tomate.

- 2 3/4 taza de puré de tomates hecho en casa o 2 botes de puré de tomates (10 3/4 onzas)
- 1/8 cucharada de té de aliños completos
- ¼ cucharada de té de canela
- ½ cucharada de té de mostaza seca
- 1/8 a ¼ cucharada de té de Estracto de Stevia en Polvo
- ½ cucharada de té de sal
- ¼ cucharada de té de cebolla en polvo
- 1/8 cucharada de té de ajo en polvo
- 2 cucharadas de vinagre de sidra

El puré de tomates hecho en casa debe ser espeso como la manzana molida comprada. Si la de usted está muy fina, hierba a fuego lento para reducir. Mezcla haga burbujas. Reduzca el fuego y cubre con una tapa en declive, permitiendo que salga el vapor.

Continue cocinando y revuelva ocasionalmente por 30 a 45 minutos hasta que espese como lo desee.

Vaciela dentro de un frasco de una pinta y enfríe a temperatura ambiente. Cubra y ponga al refrigerador. Usela dentro de 2 semanas. La salsa de tomates pueden ser también congelada.

Salsa de Tomates Estilo Barbacoa   Porcion ½ taza

Una salsa robusta para la cocina o para el grill.

- ½ taza de salsa de tomates (vea índice)
- 2 cucharadas de té de mostosa o mezcla de mostasa
- 2 cucharadas de té de jugo fresco de limón
- 1/16 cucharada de té de Stevia Verde en Polvo o una pizca de Estracto de Stevia en Polvo
- ½ cucharada de té de cebolla en polvo

   Bata todos los ingredientes juntos. Ponga al refrigerador en un frasco cubierto hasta que se termine de usar.

Consejos:
- Para cocinar al grill esta salsa es excelente para hacer pollo, chuletas de puerco, bistec o chuletas de pavo
- En la cocina use con molde de carne, sandwiches, albóndigas y más.

Salsa Pesto

Esta salsa única de hierbas puede congelarse para un futuro uso.

- ½ taza de hojas de perejil, sin los tallos
- 3/4 taza de hojas de albahaca picada
- 1 diente de ajo, pelado y picado
- ¼ taza de aceite vegetal (de oliva si lo prefiere)
- 1/16 cucharada de té de sal
- 1/8 cucharada de té de Stevia Verde en Polvo
- ¼ taza de nueces picadas
- 3 ½ cucharadas de queso Parmesano o queso de soya estilo Parmesano.

Muela en la juguera el perejil, el ajo, el aceite, la sal y stevia. Empuje la salsa con una espátula de goma como sea necesario. **Siempre desenchufe la procesadora antes de ponerle un utensilio adentro**. Agrege los ingredientes restantes y júntelos. La salsa no necesita estar tan molida. Refrigiere en un frasco tapado.

Consejo: La salsa Pesto le agrega un sabor placentero a las pastas, ensaladas, panes y platos principales. Usela con fideos de huevo con Harina de Trigo.

Barbacoa Marinade 6 porciones

Sasonado a punto para carnes o vegetales a la barbacoa.

- ½ taza de aceite de flores, canela o aciete de oliva
- 2 ½ cucharadas de té de jugo limón fresco
- 2 cucharadas de salsa de soya baja en calorías
- ½ cucharada de té de Stevia Verde en Polvo
- 1 cucharada de té de aceite sésame (de semillas tostada de sésame)
- ¼ cucharada de té de Rosemary
- 2 cucharadas de té de Mezcla de Sason del Jardin (Vea índice)
- 1 cucharada de té de hojas secas de laurel partidas.
- ½ cucharada de té de ajo listo para usar (opcional)

Mezcle todos los ingredientes juntos en un recipiente hondo y grande, para que quepan todos los vegetales o carne para hacer la barbacoa. Cubra con plástico y refrigiere hasta que lo necesite.

Consejo:
- Cuando use laurel y rosemary pique las hojas y use 3 veces la cantidad de las hierbas frescas.
- Tofu puede ser macerado en esta salsa antes de ser frito.

Salsa de Piña

Porcion 2 ½ taza

Esta salsa es deliciosa sobre panqueques y budines de bizcocho.

- 1 ½ tazas de jugo de piña sin azúcar
- 1 taza de jugo de manzana natural
- 2 cucharadas de maicena
- ¼ cucharada de té de Estracto de Stevia en Polvo

Coloque todos los ingredientes en un sartén mediano. Cocine y revuelva a fuego mediano hasta que la salsa espese.
Es bueno caliente o frió. Para una salsa más espesa aumente la cantidad de maicena a 2 ½ cucharadas.

Salsa de Naranja

Porcion 1 taza

Esta colorida salsa es dulce y sabrosa.

- 1/8 cucharada de té de Estracto de Stevia en Polvo
- 1 cucharada de maicena
- 1 cucharada de jugo de limón fresco
- ¼ cucharada de té de ralladura de limón
- 1 taza de jugo de naranja sin azúcar

Revuelva juntos la maicena y la stevia en un sartén pequeño. Agrege el jugo de limón, la ralladura de limón y el jugo de naranja. Hagalo hervir a fuego mediano, revuelva constantemente. Cocinelo hasta que espese. Retirelo del fuego. Sirvalo caliente o vácielo a un frasco, tápelo y refrigierela.

Variacion: Para un mayor sabor a naranja agrégele un par de gotas de estracto de naranja u omita las ralladuras de limón.

Salsa de Cereza   Porcion 2-1/2 tazas

Para llenar los pastelillos o para salsa de helado.

- 1 bote (de 16 onzas) de cerezas para pie envasada al agua o 2 tazas de cerezas frescas más ½ taza de agua.
- 1 cucharada de té de Estracto de Stevia en Polvo
- 3/4 taza de jugo manzana natural
- 3 cucharadas de maicena
- ¼ de cucharada de té de estracto de almendras

Vacie el jugo de cerezas en un sartén mediano. Disuelva stevia en este jugo. Agrege las cerezas y déjelas a un lado por 30 minutos para que absorba lo dulce.

Disuelva la maicena en el jugo de manzana. Haga hervir las cerezas y vacie la mezcla de maicena. Reduzca el fuego y deje reposar a fuego lento mientras la salsa espese, revolviendo suavemente. Retirelo del fuego y agrégele el estracto de almendras.

Sirva a temperatura ambiente. Refrigiere el resto.

Salsa de Manzana con Arándanos   Porcion 1-1/2 cuartos

Delicoso sabor y de un colorido rojo.

- 3 tazas de arándanos (12 onzas) frescos o congelados
- 6 tazas de manzanas partidas en cuarto (8 a 9 manzanas)
- 1 3/4 tazas de agua
- 2 cucharadas de té de Estracto de Stevia en Polvo

Ponga todos los ingredientes dentro de un sartén grande. Hiervalos y luego cocine a baja temperatura revoviendo ocasionalmente. Cuando la fruta esté suave enfríe a temperatura ambiente.

Refrigiere en un frasco tapado. Para un salsa suave múelala en una procesadora. Refrigiere.

Variación: Para una salsa más sasonada agrégele ¼ cucharada de té de canela y una pizca de nuez moscada.

Salsa de Manzanas Aromática   Porcion 1-1/2 a 2 pintas

Este es un plato delicioso para el desayuno, almuerzo o cena.

- 3 libras de manzanas (escoja las manzanas para tarta por ejemplo las Grammy Smith)
- 7 cucharadas de jugo de limón
- ½ cucharada de té de canela
- ½ cucharada de té de nuez moscada
- una pizca de especias completas
- 1 ¼ cucharada de te de Estracto de Stevia en Polvo
- 1 taza de agua, más si lo necesita

Pele sáquele la parte del medio y pique las manzanas. Deberán haber 6 tazas. Pongalas en un sartén grande. Agrege el jugo de limón, las especias y la stevia. Agregele suficiente agua para que no se quemen.

Cubralas y cocínelas lentamente por 4 horas a fuego lento. Agrege agua cuando sea necesario y revuelva ocasionalmente, cada 20minutos. No deje que la salsa de manzana se reseque.

Sirva tibio o frío. Guarde lo que sobre en un frasco cubierto y refrigiere.

Variación: Agrege 1/8 de cuchara de té de molasa con especias si quiere.

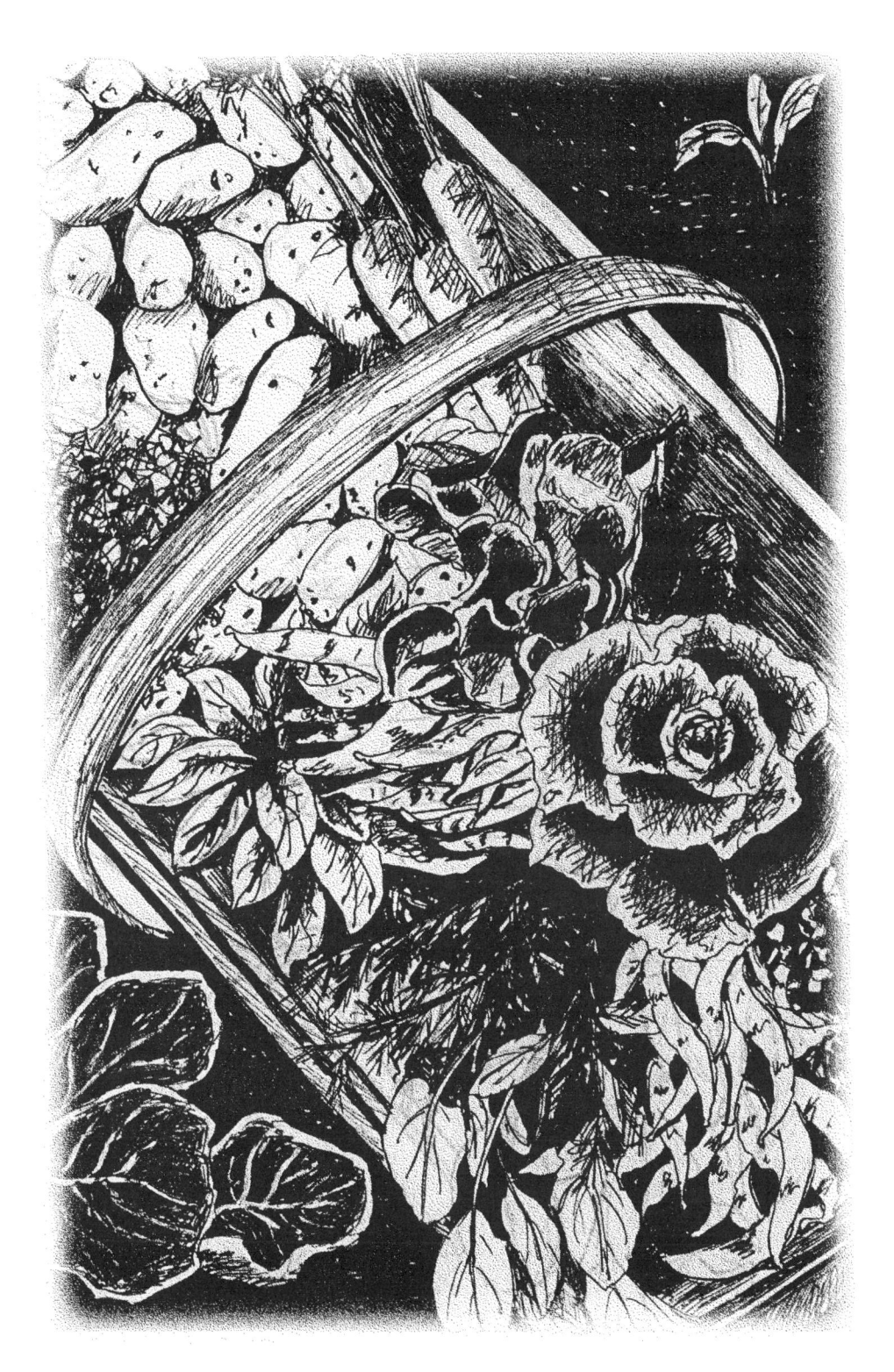

Capitulo 8
Dulces Aderezos y Mermeladas

La mermelada de fresa sobre helado hace un rico sunday. Hornee un rollo o pan de mermelada y llénelo con bayas y rosetas de crema batida. Decore la parte de arriba con Stevia en Polvo espolvoreando a traavés de un estencil.

La crema batida es fácil de preparar y es un toque perfecto para cualquier postre. Piense que la crema tiene un alto nivel de materia grasa.

Oat Cinnamon Crunch ha probado ser una deliciosa conveniencia y fué usado generosamente en la preparación de este libro. Provee un sabor a nueces y de una textura crujiente a una variedad de postres. Guardada en un frasco tapado mantiene su consistencia por varias semanas en el refrigerador.

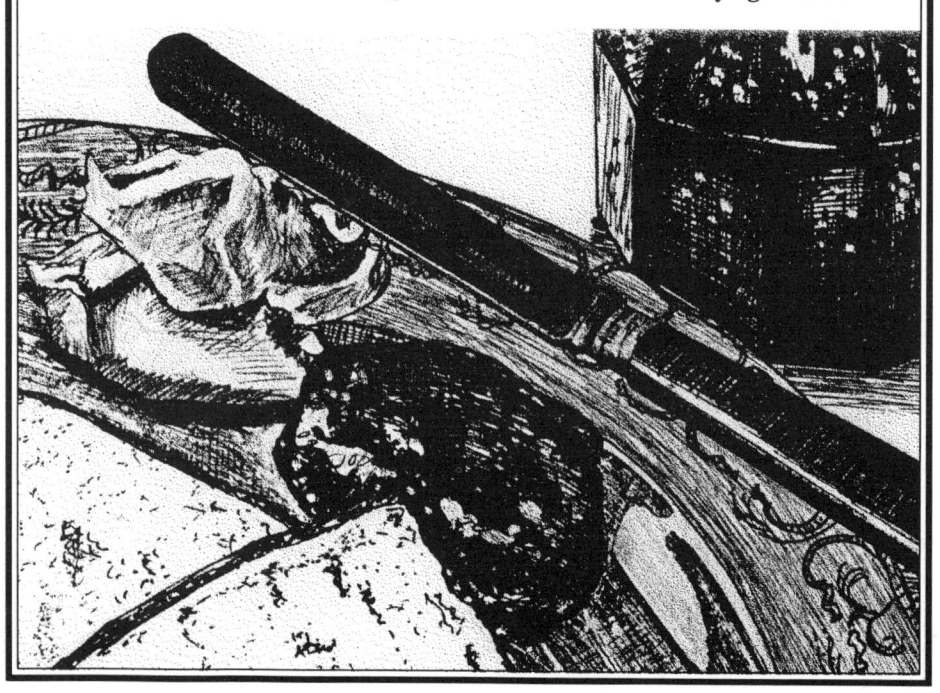

Mermelada de Manzanas y Uvas   Porcion 1½ pintas

Use gelatina o agar agar. Se esparce muy bien.

- 2 tazas de jugo de uva natural (o 6 onzas de jugo de uva congelado, concentrado y sin azúcar mas ¾ taza de agua)
- 1 cucharada de té de Estracto de Stevia en Polvo
- 1 sobre de gelatina sin sabor o 2 cucharadas de agar agar
- 1 taza de salsa de manzana sin azúcar

En un sartén mediano, hierva a fuego lento el jugo de uva sin azúcar hasta que se haya reducido a 1½ taza (o ponga el jugo congelado y concentrado con agua en el sartén). Revuelvale stevia. Espolvoree la gelatina (o agar agar) sobre el jugo y deje que se deshaga por 5 minutos. Disuelva la gelatina a fuego lento. Si usa agar agar, hágala hervir luego deje a fuego lento por 5 minutos revolviendo si se necesita. Retirelo del fuego y agrege salsa de manzanas. Vacie en frascos. Cuando esté medio espesos revuelva una vez más, cubra y refrigiere.

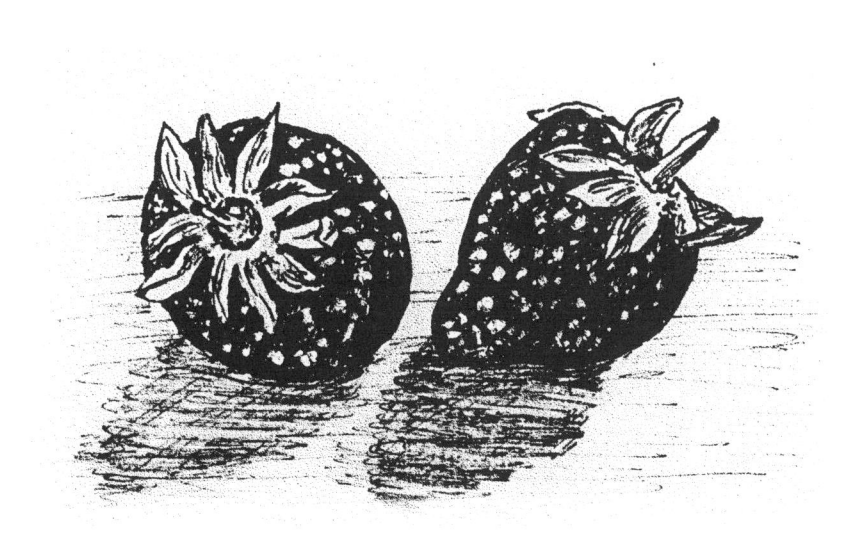

Mermelada de Fresas

Porcion 1½ pintas

- 4 tazas de fresas sin vainas picadas
- 2 cucharadas de té de jugo de limón fresco
- 1½ cucharadas de té de Estracto de Stevia en Polvo
- ¾ de taza de agua fria
- 1 sobre de gelatina sin sabor o 1½ cucharadas de agar agar

En un sartén mediano muela las fresas. Retire 1½ tazas de las fresas molidas y resérvelas. En el sartén agrege el jugo de limón, stevia, agua y gelatina (o agar agar). Dejelo a un lado por 5 minutos. Disuelva la gelatina en fuego lento. Si uso agar agar hágala hervir y déjelo a fuego lento por 5 minutos, revolviendo cuando sea necesario. Saquelo del fuego y mezcle la reserva de 1½ tazas de fresas molidas. Vacie en frascos y enfríe a temperatura normal. Cubra y refrigiere.

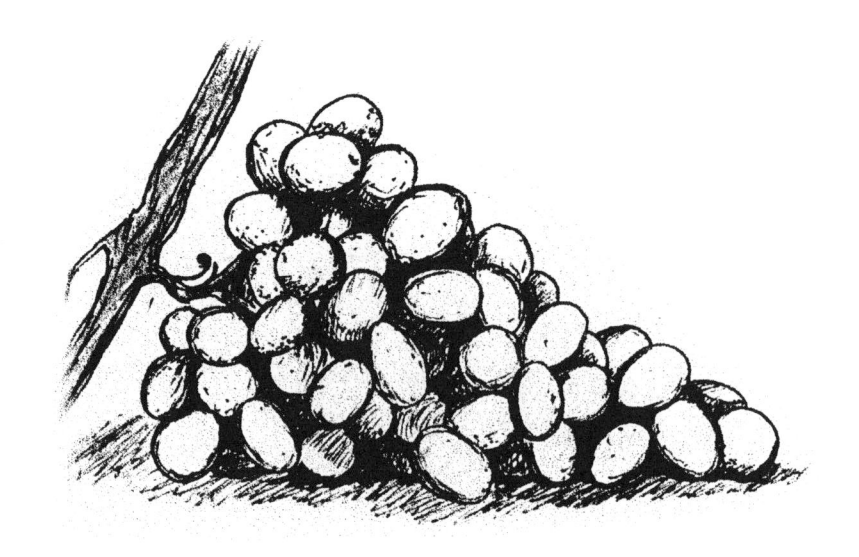

Mermelada de Durazno   Porcion 3¼ tazas

Esta fruta dorada se esparce deliciosamente en una tostada.

- 4½ tazas de duraznos picados (8)
- ¼ de taza de agua
- 2 cucharadas de agar agar o un sobre de gelatina sin sabor
- 1 cucharada de té de jugo de limón fresco
- ½ taza de agua
- pocas gotas de estracto de almendra

Ponga los duraznos en el ¼ de taza de agua en un sartén mediano. Ponga a fuego lento por 5 minutos.

Agrege agar agar (o gelatina) stevia y jugo de limón a la restante ½ taza de agua. Déjela de lado por 5 minutos. Vacie y revuelva los duraznos y hágalos hervir. Reduzca el fuego y deje a fuego lento por 5 minutos. Muela los duraznos con un moledor de papas y agrégele el sabor a almendra si lo usa. Enfríe a temperatura ambiente. Vacie en frascos, tape y refrigiere.

Variación: aumente el jugo de limón a 1 cucharada para mayor "sabor".

Dulce de Baya Azul   Porcion 1½ a 2 tazas

Pruebe el sabor maravilloso.

- 1 libra de bayas azules frescas o congelados
- 1½ a 2 cucharadas de té de Estracto de Stevia en Polvo
- 7 cucharadas de té de jugo de limón fresco.

Coloque las bayas en un sartén, muela suavemente con un moledor de papas. Deje en el fuego hasta que estén suaves revolviendo ocasionalmente. Disuelva stevia en el jugo de limón y agrege a las bayas. Deje a fuego lento hasta que la mermelada espese por unos 30 a 40 minutos. Enfríe y ponga al refrigerador en un frasco tapado o guarde en el congelador.

Ahora Mantequilla de Manzana   Porcion 1½ pintas

Rápido, fácil y delicioso. ¡Disfrute!

- 3 tazas de salsa de manzanas espesas y sin azúcar
- 1/16 cucharada de té de jengibre molido
- 1½ cucharadas de té de canela
- una pizca de clavo de olor
- 1 ó 2 cucharadas de vinagre de cidra
- 1 cucharada de té de Estracto de Stevia en Polvo

Si se usa salsa de manzanas hecha en casa debe estar espesa. Cueza a fuego lento sin tapar, hasta lograr la consistencia deseada. Agrege especias, vinagre, y stevia a la salsa de manzanas. Deje de lado por 15 minutos. Bata brevemente para asegurarse que esté bien mezclado. Vacie en un frasco de a cuarto tape y ponga al refrigerador. Deje que los sabores se mezclen por un día. Use dentro de una semana o congele para usar más tarde.

Para salsa de manzana ya espesa no necesita cocinar. La cantidad de stevia, vinagre y especias puede variar de acuerdo al gusto.

Crema Batida   Porcion 2 tazas

La verdadera. Gran sabor, pero si tiene las calorías verdaderas!

- 1 taza de crema batida líquida
- ¼ de cucharada de té de Estracto de Stevia en Polvo
- 1 cucharada de té de estracto de vainilla

Bata todo junto en un recipiente profundo hasta que de la forma. No bata demasiado porque sino se forman grumos (mantequilla dulce).

Sirva immediatamente o ponga al refrigerador.

Variación: Se pueden usar especias y sabores diferentes. Por ejemplo una pizca de canela con pie de calabaza o unas gotas de sabor de almendra para servir con pie de durazno.

Crujientes de Avena con Canela

Porcion 2 3/4 tazas

Una forma de agregar un sabor delicioso y crujiente a los postres.

- 1 taza de harina de trigo para bizcocho
- ½ cucharada de té de Estracto de Stevia en Polvo o 1 ½ cucharada de té de Stevia Verde en Polvo
- ½ cucharada de té de canela
- una pizca de clavos de olor (opcional)
- 2/3 tazas de avena
- ½ taza de nueces picadas
- ½ taza de margarina no hidrogenada

Aceite suavemente un molde de 9 x 13. Vacie la harina, stevia y las especias. Agrege la avena y las nueces luego mezcle. Vacie la margarina y presionela sobre el molde aceitado. Hornee por 10 a 15 minutos a una temperatura de 350 grados hasta que se dore.

Enfríe el molde sobre una rejilla. Usando una espátula ancha cambie el producto a un frasco. Tape. Use dentro de pocos días o ponga al refrigerador.

Adorno de Stevia en Polvo

Porcion: Adorno 12 postres

Una decoración fácil para postres.

- 2 cucharadas de maicena
- 1/8 cucharda de té de Estracto de Stevia en Polvo

Mezcle muy bien los 2 ingredientes. Vacie con una cuchara a un frasco pequeño, cubra y guarde en un gabinete.

Para usar, cucharee ½ cucharada de té de adorno en un colador y coloque sobre la superficie del postre. Para un toque decorativo, ponga un estencil de papel o plástico arriba del postre y cierna la Decoración con Stevia. Levante el estencil para ver un adorno muy lindo.

Capitulo 9

Platos Tentadores

En los platos principales es donde brilla El Polvo de Stevia Verde realzando el sabor. Desde una pizca a $1/4$ cucharada de té del polvo verde dulce traerá otros sabores en una forma suave. Algunas veces tendrá que usar menus de las otras especias en sus propias recetas.

Un conjunto de cucharas de medir incluyendo $1/8$ cucharada de té es conveniente. Es fácil de medir $1/16$ cucharada de té usando la mitad de $1/8$.

Las especias en estos platos aunque de todos tipos son las que le dan el buen sabor. Ustedes son los expertos en las especias que su familia disfruta por lo tanto ajuste el uso de ellas para así incluir los favoritos de la familia. Un buen método es de preparar la receta tal cual está escrita para luego experimentar y hacer cambios.

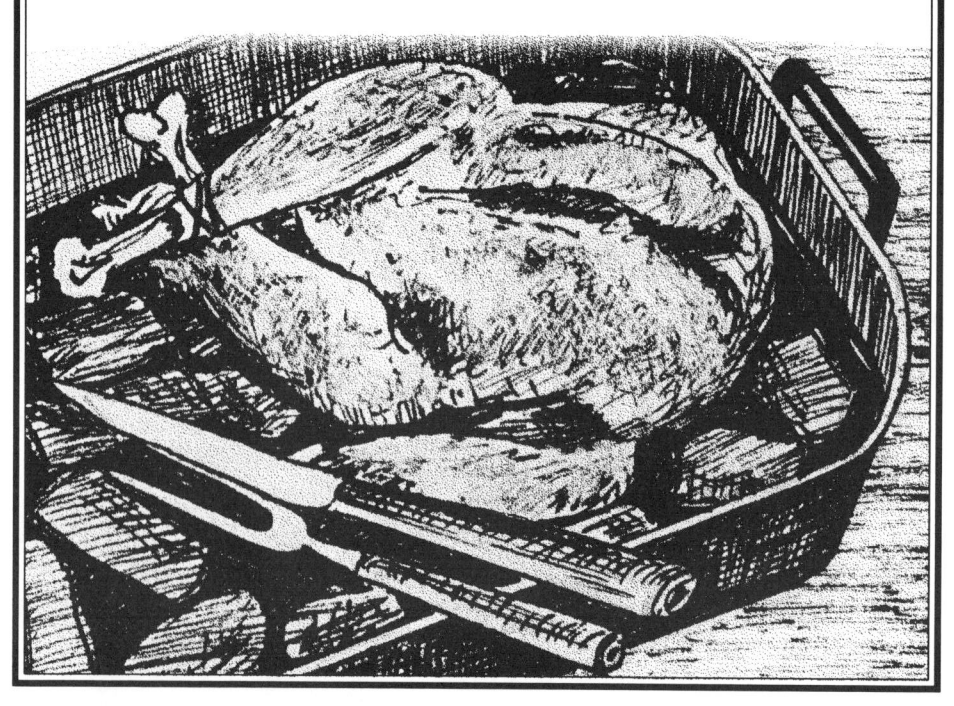

Chuletas de Lomo Glaceadas al Arce
Porcion 4 unidades

Manzanas jugosas y peras se unen a las suaves chuletas.

- 4 chuletas de lomo de puerco pequeñas (de 16 a 16 onzas en total)
- 1/3 de tazas de Sirope de Manzana de Arce
- 1 ½ cucharadas de mostasa preparada o de mezcla
- ½ cucharada de té rosamaría seca
- ¼ cucharada de té de Stevia Verde en Polvo
- ¼ cucharada de té de ajo picado listo
- 2 peras amarillas maduras
- 2 manzana de tarta
- 5 cucharadas de Sirope de Manzana Arce
- ramitas de perejil para adorno (opcional)

Aceite un molde de 9 pulgadas ligeramente. Saque la grasa a las chuletas. Combine 1/3 de taza de Sirope de Manzana de Arce, mostaza, rosamaría, stevia y ajo en un pequeño recipiente. Cucharee esta mezcla sobre las chuletas y hornee por 30 minutos a 400 grados. Caliente el horno primero. Las chuletas deben quedar blandas y no rosadas.

Pele, saque el centro de las manzanas y peras. Usando 1 cucharada de aceite en un sartén grande, saltee la fruta por 5 minutos. Agrege las 5 cucharadas de sirope y deje a fuego lento revuelva ocasionalmente por 8 minutos.

Sirva con adornos si así lo desea.

Filete de Pescado Pollock con Hierbas   Porcion 3 unidades

Cubierto con salsa de albahaca, cebolla y crujientes crutones de zenteno.

- ½ libra de filetes de pescado
- 2 cucharadas de mantequilla
- 3 cucharadas de pimiento dulce y rojo picado
- ½ cebolla picada
- 1 ½ cucharada de hojas de albahaca fresca y picada
- 1/4 taza de yogurt sin grasa
- 1/16 cucharada de té de Stevia Verde en Polvo
- 1 ½ cucharada de aceite vegetal
- 1 diente de ajo, pelado y rebanado fino
- ¼ taza de pan zenteno en cubos

Enmantequille un molde de pie y ponga los filetes de pescado a solo un nivel.

Derrita las 2 cucharadas de mantequilla en un sartén grande a fuego mediano y saltee el pimiento y cebolla por 5 minutos. Vacie la mezcla de albahaca sobre el pescado.

Combine el yogurt, stevia y vinagre, luego vacie esta mezcla sobre los filetes y hierbas.

Coloque el aceite en el sartén y cocine brevemente el ajo hasta que ablande. Agrege los cubos de pan hasta que se doren. Cucharee sobre el pescado y hornee a 350 grados por 35 minutos.

Variacion: Se puede usar cualquier tipo de pescado.

Fritanga Agridulce de Vegetales y Puerco
Porcion 5 unidades

La carne dorada complementa la mezcla agridulce de los vegetales.

- ¼ taza de jugo de naranja
- ¼ taza de agua
- ¼ cucharada de té de Estracto de Stevia en Polvo
- 1 cucharada de vinagre de arroz sazonada
- 1 cucharada de vinagre de sidra
- ¼ cucharada de té de ajo en polvo
- 1 cucharada de salsa de soya baja en calorías 1 cucharada de maicena
- 8 onzas de chuletas de lomo de puerco cortada en cubos
- 2 cucharadas de aceite vegetal
- ½ taza de cebollas picadas
- 2 tazas de chícharos dulces (6 onzas)
- ½ taza de pimiento rojo picado o repollo verde
- 1 ½ tazas de hongos rebanados (4 onzas)
- 3 tazas de arroz café cocido
- ½ cucharada de té de Sasón Mezcla de Hierbas del Jardín opcional (Vea el índice)
- jengibre molido

Combine los 8 primeros ingredientes para una salsa en un frasco. Cubra bien y muévalo para que se combine. Dejelo a un lado.

Usando un sartén grande, dore el puerco en aceite. Agrege la cebolla y revuelva, cocine hasta que la carne esté bien café y no rosada. Revuelva los chícharos pimientos y repollo, luego cocine por otros 5 minutos. Agrege los hongos y continúe la cocción. Vacie la salsa sobre la fritanga. Revuelva y cocine brevemente mientras la maicena se pone espesa.

Combine las especias con el arroz. Sirva la fritanga sobre arroz y sazone con jengibre si lo desea.

Pie Asado de Calabaza con Cebolla   Porcion 6

Crujiente base de arroz lleno de vegetales sabrosos.

- 2 claras de huevo grandes, batidas ligeramente
- 2 tazas de arroz café cocido
- 3 cucharadas de queso Parmesano rallado o queso de soya al estilo Parmesano.
- 4 tazas de calabaza rebanada
- 1 ½ tazas de cebolla picada finamente
- 1/8 cucharada de té de sal (opcional)
- 1 cucharada de té de ajo listo para usar picado
- 1 ½ cucharadas de aceite vegetal
- ¼ cucharada de té de Stevia Verde en Polvo
- 4 tomates Roma rebanados
- ¼ taza de aceitunas negras, rebanadas (opcional)
- 2/3 taza de queso mozzarella rayado o queso de soya al estilo mozzarella.

Revuelva junto las claras de huevo, arroz y queso Parmesano. Presione dentro de un molde aceitado de 9 pulgadas. Ponga al horno precalentado a 400 grados por 12 minutos.

En un molde de galletas aceitado ponga la calabaza, cebollas, sal, ajo y especias. Disuelva stevia en aceite. Vacie dentro de la mezcla de los vegetales, extienda en el molde de galletas y hornee por 10 minutos a 400 grados. Revuelva los vegetales y hornee por otros 10 minutos. Agregue los tomates y aceitunas. Vacielos dentro para mezclar.

Extienda 1/3 taza de queso mozzarella en la base. Encima ponga los vegetales y 1/3 de taza de queso que le queda. Ponga al horno por 30 minutos a 375 grados. Sirva caliente.

Consejo: Si quiere use catsup (vea el índice) en el pie.

Sopa de Pollo con Fideos de Mamá   Porcion 5

Una sopa del corazón llena de ricas hierbas y trozos de pollo.

- 1 cucharada de mantequilla
- 3/4 de taza de calabaza de verano picada
- 3/4 taza de zanahorias picadas
- ¼ taza de apio picado
- 1 cucharada de maicena ½ taza de agua
- 1/8 cucharada de té de Stevia Verde en Polvo
- 2 tazas de caldo de pollo o de Sabor a Vegetales (vea el índice)
- ½ a 1 cucharada de té de albahaca seca y molida.
- 1 cucharada de cebolla seca
- sal y pimienta (opcional)
- 1 ½ tazas de Fideos de Harina Entera y Huevos (vea el índice)
- ½ libra de pechuga de pollo con cuero y huesos (corte en pedazos de ½ pulgada)
- 2 cucharadas de apio picado

    Derrita mantequilla en un sartén grande a fuego mediano. Agrege la calabaza, zanahorias y apio, y luego saltee por 5 minutos. Mezcle maicena, agua y stevia, luego revuelva dentro de los vegetales. Agrege al caldo, la albahaca, cebollas, sal y pimienta si se usa. Hágalo hervir. Reduzca el fuego, cúbralo y déjelo cocinar por 5 minutos.

    Agrege los fideos y el pollo. Hágalo hervir. Reduzca el fuego, cubra y haga hervir por 10 minutos. Vacie perejil. Sirva.

Fideos de Harina Entera y Huevo Porcion 4

Este versatil plato de pasta es delicioso en sopas y caserolas.

- 1 3/4 tazas de harina entera de trigo
- 1/16 cucharada de té de Stevia Verde en Polvo
- 2 cucharadas de maicena
- ½ cuchara de té de sal, opcional
- 2 huevos
- 3 cucharadas de agua fría
- 2 cucharadas de aceite vegetal
- maicena adicional

    Usando un recipiente mediano mezcle todos los ingredientes secos. En otro recipiente bata los ingredientes líquidos. Combine las dos mezclas. Revuelva para formar una masa dura y luego amase por 5 minutos. Esto puede ser hecho en el recipiente. Envuelva la masa en una lámina plástico y deje descansar por 1 hora a temperatura normal.

    Espolvoree polvo de arrowroot sobre una superficie limpia para estirarla en un círculo de 15 pulgadas. Corte en cuatro tiras y luego corte al contrario del movimiento del reloj en fideos de ¼ pulgadas. Repita lo mismo con el resto de la masa.

    Extienda los fideos en toallas limpias para secar por 1 hora o más. Cocine o refrigiere en un recipiente cubierto. Tambien pueden ser congelados para usar más tarde.

    Para cocinar los fideos a fuego lento en caldo sazonado o con un pedazo de vegetal por unos pocos minutos.

Vegetales en Barbacoa

Porcion 6

Escoja otros vegetales si usted lo desea.

- 1 receta de Barbacoa Marinade (vea el índice)
- 2 pimientos verdes, o de cualquier color, cortado
- 4 zuchinnies cortados en pedazos de 1 pulgada
- 8 onzas de hongos (corte a la mitad si son grandes)
- 4 zanohorias, corte en pedazos de ½ pulgada

Vacie los vegetales en receta para macerarlos, asegurándose que queden bien pasados. Cubre el recipiente con plástico y refrigiere por 3 a 6 horas. Revuelva cada hora.

Para una barbacoa al horno, levante los vegetales a un plato profundo. Ponga al horno precalentado a 375 grados por 30 a 45 minutos o hasta que esten blandos.

Siga las recomendociones de la manufactura cuando use el asador. Para kabobs ensarte los vegetales macerados en palillos y caliente dándolos vuelta a menudo hasta que estén suaves. Lo que sobre del adobo puede ser usado como salsa o para ponerla sobre los vegetales en un plato de servir.

Cacerola de Maiz Asoleado   Porcion 5

Maiz y vegetales sabrosos horneados en una base de flan.

- 1 cucharada de mantequilla o aceite de vegetal
- ¼ de taza de hongos frescos
- 2/3 taza de pimientos rojos
- 2/3 taza de cebollas picadas
- 1 cucharada de perejil fresco y picado
- ½ taza de yogurt o 1/3 taza de leche de soya
- 2 cucharadas de harina entera o de harina de cebada
- 2 huevos
- 1 bote (15 onzas) de maíz entero con el líquido, o 2 tazas de maíz fresco con ½ taza de agua
- ½ cucharadas de té de hojas secas de albahaca
- 1/8 cucharada de té de Stevia Verde en Polvo
- 2 cucharadas de gérmen de trigo tostado o ½ taza de migas de pan de trigo entero
- 1 ½ a 2 cucharadas de queso Parmesano o queso de soya al estilo Parmesano
- perejil y pimiento rojo para adornar

    Ponga la mantequilla en un sartén. Cocine ligeramente los hongos, la pimienta y la cebolla por 7 minutos o hasta que esté suave revolviendo cuando sea necesario. Pongalo al lado.

    Revuelva juntos el perejil, el yogurt, la harina, los huevos, el maíz, la albahaca y stevia. Agrege los vegetales cocidos y mezcle. Espolvoree con gérmenes de trigo y queso.

    Ponga al horno precalentado a 350 grados por 35 a 40 minutos o hasta que esté firme. Adorne y sirva.

Capitulo 10
Galletas a la Antigua

Desde galletas de nueces de arce hasta barras de ciruela secas son postres grandiosos o para comer entre las comidas.

Asegurese de refrigerar las galletas húmedas que queden como las Barras de Manzanas. Guarde las galletas mas secas en un frasco bien cerrado a temperatura normal.

Cuando se necesita una receta con mantequilla blanda, sáquela del refrigerador una o dos horas antes de cocinarlas.

La mayoría de las galletas de alto contenido graso se cocinan en moldes sin grasa. Las galletas tipo barras requieren de moldes aceitados para que sea fácil sacarlas.

Sirvase galletas con stevia y disfrute de un descanso. Cuando visite a sus amigos, lléveles galletas en una caja decorada. ¡Felicidades!

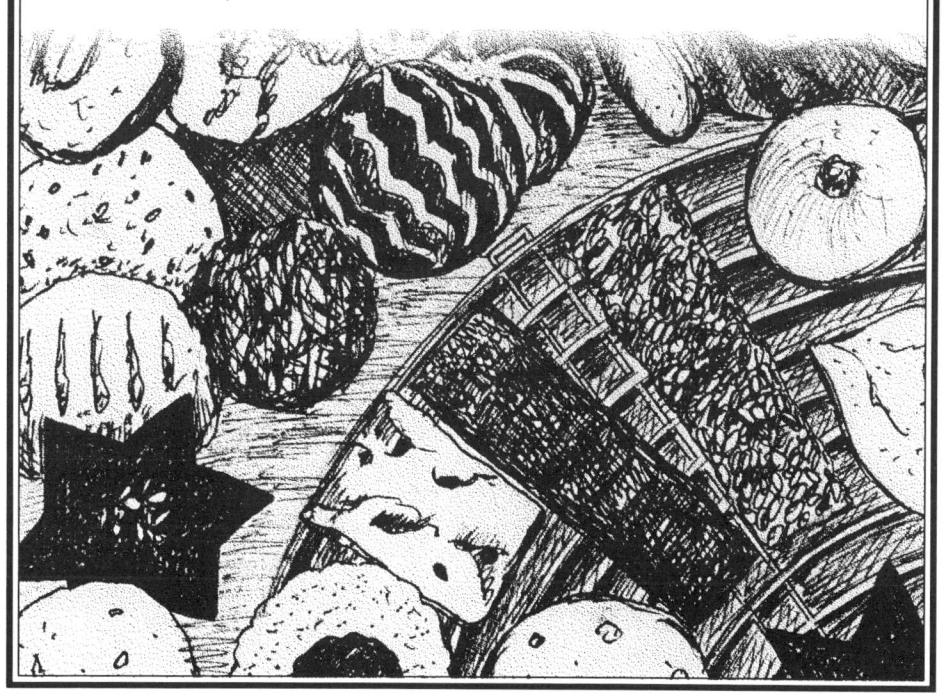

Brownies Achocolatados

Porcion 16

Barra de galleta achocolatada de carob.

- 1 taza fragmentos sin azúcar de carob
- ½ taza de mantequilla
- ½ taza más una cucharada de harina entera para hacer biscochos
- 1 cucharada de té de Estracto de Stevia en Polvo o 3 cucharadas de té de Stevia Verde en Polvo
- ¼ cucharada de té de canela
- sacuda cada uno de las nueces moscadas y de todas las especias
- 1 cucharada de té de polvo de hornear
- 2 huevos batidos ligeramente
- 2 cucharadas de té de estracto de vainilla
- ½ cucharada de té de sabor de nueces negras
- 4 cucharadas de yogurt puro o 3 cucharadas de leche de soya
- ½ taza de avena, ligeramente molida en la licuadora
- ½ taza de nueces picadas

Aceite un molde de 9 pulgadas. Ponga los fragmentos y la mantequilla a baño María. Encienda a fuego mediano bajo. Revuelva ocasionalmente y caliente hasta que se derritan los fragmentos.

Mientras estos se derriten, Mezcle la harina, stevia, especias y los polvos de hornear en un recipiente mediano. En otro recipiente combine los huevos, los estractos y el yogurt. Agrege la avena molida y déjelo por 15 minutos.

Saque la mezcla de carob del fuego. Rapidamente revuelva los ingredientes secos y la mezcla de huevo. Vacielo al molde preparado. Rocie las nueces sobre la superficie y presione ligeramente con una espátula.

Ponga al horno precalentado a 325 grados por 16 a 19 minutos. Los brownies deberán salirse de los lados del molde. No los cocine demasiado. Enfríe sobre una rejilla. Corte en cuadrados.

Variacion: Para barras más secas agrege 2 cucharadas más de harina.

Barras de Ciruelas Secas   Porcion 25 barras

Estas galletas requiern solamente de 5 cucharadas de aceite.

- ½ taza de dátiles picadas
- 1 taza de ciruelas secas sin sulfuro y picadas
- 3/4 taza de agua
- 1 cucharada de té de estracto de vainilla
- ½ cucharada de té de sabor de mantequilla escocesa
- 1 ½ tazas de harina de cebada
- 1 cucharada cucharada de té de Estracto de Stevia en Polvo o 3 cucharadas de té de Stevia Verde en Polvo
- ½ cucharada de té de sal
- 3/4 cucharada de té de polvo de hornear
- ½ cucharada de té de canela
- 1 ½ tazas de avena, ligeramente molida en la juguera
- 1 cucharada de té de estracto de vainilla
- ½ de yogurt puro y bajo en grasas o 1/3 taza de leche de soya
- 5 cucharadas de aceite vegetal
- ½ taza de pacanas picadas finamente

    Combine los dátiles, las ciruelas secas, y el agua en un sartén y hágalo hervir. Reduzca el fuego, revuelva cuando sea necesario y déjelo hervir a fuego lento hasta que se ponga espeso. Saquelo del fuego y muela con un moledor de papas. Revuelva una cucharada de té de estracto de vainilla y ½ cucharada de té de sabor de mantequilla escocesa.

    Combine la harina, stevia, la sal, la soda y la canela. En un recipiente separado mezcle ½ cucharada de té de sabor a mantequilla escocesa y 1 cucharada de té de estracto de vainilla con yogurt, aceite y pacanas. Agrege la avena y déjelo a un lado por 15 minutos. Vacie los ingredientes secos con un tenedor. La mezcla quedará desmenuzada.

    Aceite ligeramente un molde de 9 pulgadas. Firmemente presione la mitad de la masa de las galletas en el molde. Extienda el relleno de las ciruelas secas. Vacie el resto de masa sobre el relleno. Ponga al horno precalentado a 350 grados por 22 a 25 minutos.Las galletas se pondrán ligeramente doradas. Enfríe y corte en cuadrados. Refrigiere lo que quede a envuélvalos individualmente en papel de cera y congele.

Variacion:
- Se pueden reemplazar el sabor de mantequilla escocesa por mas estracto de vainilla.
- Reduzca la sal a ½ cucharada de té o no la use.

Barras de Manzana

Porcion 16 barras

Cuadrados muy masticable y mojados. Ligeramente condimentados.

- ¼ taza de mantequilla blanda
- 3 cucharadas de aceite vegetal
- 3/4 cucharada de té de Estracto de Stevia en Polvo
- 1 cucharada de té de estracto de vainilla
- 2 huevos
- 1 taza mas 1 cucharada de harina de trigo entera para bizcocho
- ¼ de cuchara de té de sal
- 1 cuchara de té de canela
- 1 cuchara de té de polvos de hornear
- 1 1/3 tazas de manzanas ralladas
- 1/3 taza de nueces picadas

En un recipiente mediano bata juntos la mantequilla, el aceite, stevia, el estracto de vainilla y huevos. Cierna o revuelva juntos los ingredientes secos y vacie la mezcla de la mantequilla usando un cuchara de mezclar. Agrege las manzanas las nueces y mezcle. La masa estará dura. Vacie a un molde aceitado y enharinado de 9 pulgadas. Cocine a 350 grados por 37 minutos en horno precalentado. Enfríe por 10 minutos y corte en barras. Sirva caliente o frío. Refrigiere lo que quede.

Galletas Favoritas de Chocolate   Porcion 55 galletas

¡Use los chocolates que quiera!

- 1 taza, mas 2 cucharadas de harina de trigo entera para bizcocho
- 1 ½ una cucharada de té de Estracto de Stevia en Polvo
- ¼ cucharada de té de sal
- 2 tazas de avena
- 1 cucharada de te de polvo de hornear
- 1 taza de agua caliente
- ½ taza de aceite vegetal
- 1 cucharada de té de estracto de vainilla
- 1 cucharada de té de sabor de mantequilla escosesa
- 1 taza de chocolate de carob sin azúcar
- 2 cucharadas de semillas de sésame o ¼ taza de nueces picadas

En un recipiente combine harina, stevia, y sal. Pongalo a un lado.

Pique la avena en una procesadora hasta que las hojuelas estén a la mitad del tamaño. Agrege agua caliente sobre los polvos de hornear y avena en un bol y luego bata para mezclar. Agrege aceite, estracto de vainilla y sabor de mantequilla escocesa. Agrege los ingredientes secos y revuelva bien. Mezcle los chocolates de carob y las semillas de sésame.

Usando 2 cucharadas de masa por galletas, haga un bolita y póngala en un molde de galletas aceitado. Hornee en un horno precalentado a 325 grados por 13 a 15 minutos. Las galletas se pondrán cafés en sus bases. Enfríe en una parrilla y guárdelas en un recipiente cerrado.

Variación:
- Use los dulces que quiera en lugar de carob.

Galletas de Nueces de Arce
Porcion 30 a 35 galletas

Crujiente, sabrosas con sabor a arce.

- 3 cucharadas de aceite
- ¼ taza de mantequilla
- 1 huevo
- 1 cucharada de té de sabor de arce natural
- 2 cucharadas de agua
- 1 taza más 1 cucharada de harina de trigo entera
- 1 cucharada de té de Estracto de Stevia en Polvo
- ¼ taza de nueces picadas finas
- 3/4 taza de pasas
- 3/4 taza de agua
- 1 cucharada de té de polvo de hornear
- 4 o 5 cucharadas de aceite vegetal
- ¼ taza de salsa de manazana sin azúcar
- 2 cucharadas de estracto de vainilla
- ¼ taza de leche, leche de soya o bebida de arroz
- 2 tazas de avena, bien picada en la procesadora

En un bol mediano bata juntos aceite, mantequilla, huevo, y saborizante hasta lograr una mezcla. Agrege agua.

Cierna harina, stevia y polvo de hornear. Con una batidora mezcle la mitad de los ingredientes secos dentro de la mezcla de mantequilla. Agrégele lo que quede de los ingredientes secos usando una cuchara para mezclar.

Muela el coco en una procesadora. Agrege, junto a las nueces, la masa de galletas y revuelva. La mezcla se pondrá dura. Ponga cucharadas de masa en forma redonda en un molde de galletas aceitado y aplaste un poco con los dedos.

Hornee en horno precalentado a 350 grados por 10 minutos. Deje las galletas en el molde por 2 minutos. Pongalos en parrillas para que se enfríen. Guardelas en recipiente cerrado.

Variaciones:
- 1-1/2 cucharada de té de estracto de vainilla puede ser reemplazado por sabor a arce.
- Se puede usar mantequilla sin sal.

Galletas de Pasas

Porcion 55 galletas

Haga extras y congele para bocadillos más tarde.

- 1 taza de harina entera de trigo
- 1 cucharada de té de canela
- ½ cucharada de té de nuez moscada
- ¼ de cucharada de té de sal
- 1 ¼ a 1 ½ cucharadas de Estracto de Stevia en Polvo
- ¼ de nueces picadas bien finas
- 3/4 taza de pasas
- 3/4 taza de agua
- 1 cucharada de te de polvo de hornear
- 4 o 5 cucharadas de aceite vagetal
- ¼ taza de salsa de manzanas sin azúcar
- 2 cucharadas de té de estracto de vainilla
- ¼ taza de leche, leche de soya o bebida de arroz
- 2 tazas de avena, picadas en la licuadora

En un bol mediano combine harina, especias, sal y stevia. Agrege las nueces.

Ponga las pasas y el agua en sartén pequeño. Pongalos a hervir, apage el fuego y déjelo en la estufa por 10 minutos (o déjelo a fuego lento). Seque las pasas y agrege agua caliente si es necesario, hasta tener una ½ taza de líquido. Ponga el polvo de hornear en un bol mediano y revuelva en el líquido caliente de las pasas. Mezcle el aceite vegetal, la salsa de manzana, el estracto de vainilla y la leche. Agrege la avena y deje reposar por 15 minutos. Agrege las pasas.

Coloque cucharadas de masa en moldes de galletas ligeramente aceitados. Hornee por 10 a 13 minutos en horno precalentado a 350 grados. Enfríe en una parrilla y guarde en recipiente cerrado.

Galletas de Mantequilla de Maní   Porcion 55 galletas

Esta galleta es perfecta para congelarla.

- 6 cucharadas de aceite vegetal
- ½ taza de mantequilla de maní a temperatura normal
- 2 huevos
- 1 ½ cucharada de té de estracto de vainilla
- 2 cucharadas de te de sabor de mantequilla escocesa
- ½ tazas de agua
- 2 tazas de Estracto de Stevia en Polvo
- ½ cucharada de te de polvos de hornear
- 1 3/4 tazas de coco rallado sin sulfuro

En un recipiente mediano bata aceite, mantequilla de maní, huevos, estracto de vainilla y sabor mantequilla escocesa hasta que se forme una mezcla. Vacie el agua.

Cierna la harina, stevia, y polvos de hornear. Bata la mitad de los ingredientes secos junto con de la mezcla de mantequilla de maní. Agregele los ingredientes secos que quedaron usando una cuchara.

Brevemente pique el coco en una procesadora. Agregeselo a la masa de las galletas; la mezcla estara dura. Vacie a cucharadas la masa formando las galletas en un molde no aceitado. Aplaste con un tenedor.

Hornee en un horno precalentado a 350 grados por 9 a 10 minutos. Deje las galletas en el molde por 2 minutos hasta que se enfríe. Pongalos a una rejilla para que se sigan enfriando. Guarde en un frasco cerrado.

Galletas de Anacardo

Porcion 24 galletas

Esta galleta fría contiene una mezcla de sabores de nueces.

- ¼ taza de harina de coco sin azúcar
- ½ taza de mantequilla de anacardo sin azúcar
- ½ cucharada de té de estracto de vainilla
- ½ cucharada de té de sabor de mantequilla escocesa
- ¼ cucharada de Estracto de Stevia en Polvo o 3/4 cucharada de té de Stevia Verde en Polvo
- ½ taza de semillas de maravilla cruda, bien picada y sin sal
- 2 cucharadas de bebida de soya líquida
- 1 cucharada de polvo de carob

Coloque la harina de coco en un bol poco profundo. Agrege los ingredientes restantes juntos en el bol en el orden dado. Enfríe brevemente si la mezcla es muy suave para formar las pelotitas de masa.

Para cada pequeña galleta use el nivel 2 de cucharas de galletas con la mezcla. Forme en pelotitas y páselas por la harina de coco. Aplaste hasta tener un círculo de 1-½ pulgadas. Ponga en un lugar parejo para guardar y enfríar.

Capitulo 11
Pasteles Irresistibles

Los pasteles hechos con stevia son dulces y especiales. Estas sugerencias le ayudarán.
- *Moldes de diferentes tamaños. Para usar de diferentes tamaños, ajuste el tiempo de cocción y la temperatura.*
- *No hay necesidad de cernir la harina antes de medirla.*
- *Prepare los moldes para pasteles como especifican las recetas. Generalmente es aceitando o empolvando con harina.*
- *Solamente se usan especias molidas.*
- *Comience precalentando el horno por 7 a 10 minutos antes de cocer.*
- *Para probar si los pasteles estan listo cuando:*
  a. Un moldadiente o cuchillo ensartado cerca del centro sale seco.
  b. El pastel sube desqués de tocarlo
  c. El pastel se suelta del molde
- *Algunos pasteles con stevia mejoran en sabor si se dejan sin comer por la noche.*

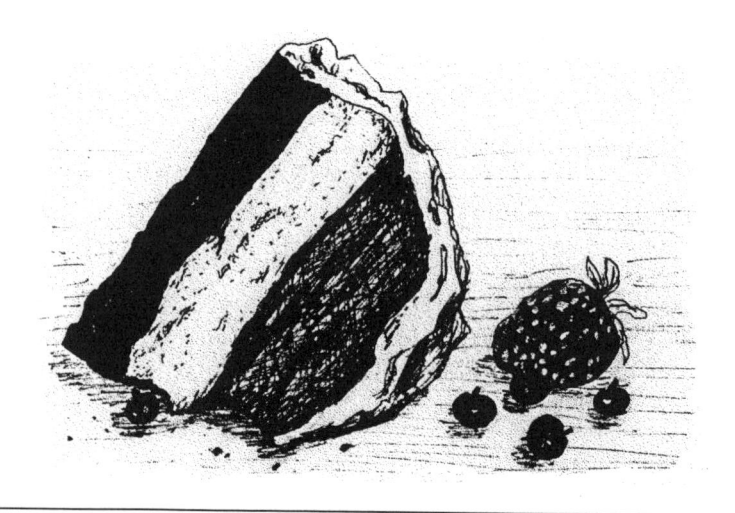

Pastel de Dátiles con Especias
Porcion 1 (9x13 pulgadas) pastel

Cubra este pastel de fruta con crema de canela o crema batida.

- 2 7/8 tazas de harina entera de trigo
- 1 ¼ cucharadas de té de Estracto de Stevia en Polvo
- 2 cucharadas de té de polvos de hornear
- 1 cucharada de té de canela
- ¼ cucharada de té de nuez moscada
- 1/8 cucharada de té de clavos de olor
- 3/4 taza de banana molida
- ½ taza de mantequilla bien blanda
- 1 cucharada de té de estracto de vainilla
- 3 huevos grandes
- 1 ¼ tazas de agua
- 1 ½ tazas de dátiles picados sin sulfuro
- ½ taza de ciruela pasa sin sulfuro
- ½ taza de pacanas picadas

Revuelva todos los ingredientes secos.

En un bol mediano bata juntos las bananas, mantequilla, y estracto de vainilla. Agrege los huevos, la mitad delos ingredientes secos y la mitad de agua. Usando la mano revuelva los ingredientes restantes, agua fruta picada y nueces.

Vacie en un molde de 9x13 inchas aceitado. Ponga al horno precalentado a 350 grados por 28 a 30 minutos o hasta que el pastel esté cocido. Enfríe en una parrilla. Este pastel es delicioso tibio o frío y se mantiene bien por 2 a 3 días.

Pastel de Bananas Porcion 2 (8 pulgadas) moldes

Es sabroso y húmedo.

- 3 tazas de harina entera de trigo para bizcocho
- ¼ cucharada de té de sal
- 1 ½ cucharadas de Estracto de Stevia en Polvo
- 4 ¼ cucharada de té de polvo de hornear
- 3 huevos, separados a temperatura ambiente
- 1 taza de leche de soya o leche
- 6 cucharadas de aceite vegetal
- 2 ½ cucharadas de té de estracto de vainilla
- 1 taza de bananas maduras y molidas (2 bananas)
- crema para cubir el pastel como lo desee
- ½ taza de nueces picadas

En un recipiente cierna y junte los ingredientes secos.

Bata las claras de huevo hasta que estén duras. Deje a un lado.

Revuelva juntos las yemas, la leche de soya, el aceite vegetal, el estracto de vainilla y las bananas. Agrege los ingredientes secos y bata para mezclar. Vacie la claras de huevo.

Ponga en 2 moldes aceitado y enharinados (8 pulgadas de diámetro). Ponga al horno en uno precalentado a 350 grados por 25 a 30 minutos o hasta que la prueba del pastel salga bien. Enfrie el pastel por 10 minutos en los moldes. Luego ponga en parrillas para enfriar más.

Agrege crema decorativa y aplaste nueces en la crema

Variaciones: La sal puede ser omitida.

Pastel de Ciruela Pasa

Porcion 9 inchas pastel

Un pastel rico y oscuro. No necesita cubrirse con crema.

- 1 taza de agua
- 1 taza de ciruelas pasas con hueso, picadas sin sulfuro
- ½ taza de mantequilla blanda
- 1 cucharada de té de Estracto de Stevia en Polvo
- 1 huevo
- 1 taza de harina de trigo para bizcocho
- 1/3 taza de harina de avena
- 1/3 taza de polvo de carob
- 1 ¼ cucharada de té de polvo de hornear
- ½ cucharada de té de canela
- ¼ cucharada de té de sal
- ¼ taza de leche de soya o bebida de arroz

En un sartén mediano haga hervir las ciruelas pasas. Deje hervir a fuego lento para que las ciruelas pasas se a blanden por 5 minutos, revolviendo a medida que sea necesario. Muela brevemante con un moledor de papas.

Bata la mantequilla y stevia en un bol mediano. Agrege los huevos y las ciruelas pasas.

Combine los ingredientes secos y bata dentro de la mezcla de ciruela junto con la leche de soya. La mezcla será espeza.

Vacie a un molde cuadrado aceitado y enharinado de 9 pulgadas extendiendo la mezcla hasta sus extremos. Enfrie en molde por 10 minutos y termine enfriando en una parrilla.

Variaciones:
- 1 o 2 cucharadas de polvo de carob puede ser reemplazado con harina de trigo entero para bizcocho.
- Nueces picada (½ taza) puede agregársele a la mezcla.

Pastel de Fresas

Porcion 8

El coco le da un sabor agradable a este postre popular.

- 2 pintas de fresas frescas, sin hojas y rebanadas
- ½ cucharada de té de Estracto de Stevia en Polvo
- 1 cucharada de agua
- 1 cucharada de té de jugo de limón
- 2 tazas de harina entera de maiz para bizcocho
- 1/8 cucharada de té de sal
- 4 cucharadas de té de polvos de hornear
- una pizca de canela o nuez moscada
- ¼ cucharada de té de Estracto de Stevia en Polvo
- ½ taza de mantequilla
- 2 huevos grandes, separados
- ½ taza de leche
- ¼ taza de harina de coco
- 1 receta de Crema Batida (vea índice)

    Disuelva ½ cucharada de té de stevia en agua y jugo de limón; agrege las fresas y refrigiere.

    Combine la harina, sal, polvos de hornear, especias, y el ¼ cucharada de té de stevia en un bol mediano. Ponga la mantequilla con un tenedor mezcle las yemas y la leche brevemente; agrege la mezcla de harina solo para combinar. Haga 2 bolas y aplaste dentro de 2 moldes de 8 pulgadas ligeramente aceitados. Bata las claras de huevos como para merengue; extienda la mitad encima del molde. Rocie con harina de coco. Ponga al horno precalentado a 300 grados por 25 minutos. Enfrie por 15 minutos en los moldes; continúe enfriándolos en una parrilla

    En un plato de servir extienda en molde Crema Batida. Cubra con ½ de fresas. Ponga el otro molde encima y termine con Crema Batida y fresas. Sirva. Refrigiere lo que sobre.

Variaciones:
- Mantequilla sin sal.
- El postre de bananas también puede usarse con fresas para una postre similar con 10 porciones.

Rollo de Mermelada

Porcion 10

Escoja su relleno favorito para este elegante postre.

- 5 huevos, separados
- ¼ de taza de agua
- 1 cucharada de té de vainilla
- 1 cucharada de té de polvos de hornear
- 3/4 taza de harina blanca
- 1 ¼ cucharadas de té de maicena
- ¼ cucharada de té de Estracto de Stevia en Polvo
- Un paño de cocina limpio para enrollar el pastel
- Sugerencias para el relleno: Dulce de bayas azules, bubín de limón, una taza de fresas rebanadas en Crema Batida (vea índice)

Ponga papel de cera a un molde de 11 x 15 pulgadas. Aceite el papel ligeramente para que no se pegue.

En un bol mediano bata las claras de huevo hasta que queden duras; póngalas a un lado. Bata las yemas y agua en un bol pequeño hasta espesar, de un color limón, agregando la vainilla a medida que espesa. Agregue juntos los polvos de hornear, harina, y stevia. Lentamente agrege la mezcla de las yemas. Vacie las claras batiadas. Extienda la mezcla del pastel en molde preparado. Ponga al horno precalentado a 300 grados por 11 a 12 minutos hasta que esté dorado.

Mientras que el pastel se cocina, revuelva harina, maicena y stevia juntos; coloque en un calador de té. En un área de 11 x 15 pulgadas cierna la mezcla sobre un paño golpeando el cernidor con una cuchara. De vuelta el bizcocho y saque el papel de cera. Inmediatamente enrolle el bizcocho "Rollo de Mermelada" empezando con el lado mas corto e incluyendo el paño. Enfríe en una parrilla. Desenrolle y rellene con la mermelada. Enrolle otra vez y cubra con plástico. Refrigiere hasta que lo sirva.

Este pastel es mejor cuando se sirve de 1 a 5 horas después de su preparación, pero lo que quede dura muy bien hasta el otro día.

Opcional: Para decorar puede usar rebanadas de fruta fresca u hojas de menta.

Pastel de Budin con Bayas Citricas   Porcion 6

Este pastel deleitante y esponjoso forma su propia salsa.

- 5 cucharadas de harina de cebada o harina entera de trigo para bizcocho
- 1 cucharada de té de Estracto de Stevia en Polvo
- una pizca de nuez moscada
- 1/8 cucharada de té de sal
- 1 taza de yogurt
- ¼ cucharada de té de ralladura de limón
- ¼ taza de jugo de limon fresco
- algunas gotas de estracto de limón
- 2 cucharadas de aceite de vegetal
- ¼ taza de harina de coco
- 2 yemas de huevo grande
- 3 claras de huevo grande a temperatura normal
- 1 ½ tazas de zarzamoras frescas o congeladas
- ½ cucharada de té de Adorno de Stevia en Polvo

En un bol mediano revuelva la harina, stevia, nuez moscada y sal. Use en bol aparte para mezclar el yogurt, ralladuras de limón, jugo de limón, estracto de limón, harina de coco y yemas de huevos. Combine estas dos mezclas.

Bata las claras de huevo hasta que queden duras. Vacie a la mezcla del pastel. Luego vacie las zarzamoras. Vacie a un molde de 8 pulgadas ligeramente aceitado. Cocine en horno precalentado a 350 grados por 20 minutos. Baje la temperatura a 325 grados y cocine por 15 minutos extras.

Saque del horno. Coloque adorno en polvo usando el colador de té y espolvoree sobre el pastel. Sirva tibio.

Relleno de Crema de Mantequill
Porcion 1 3/4 tazas de crema

Esta crema puede cubrir 2 niveles de pastel abundantemente.

- 3 cucharadas de maicena
- 2 cucharadas de leche en polvo sin grasa o 1 cucharada de bebida en polvo de arroz
- 3/4 cucharadas de té de Estracto de Stevia en Polvo
- 1 taza de agua (3/4 de taza cuando se use tofu)
- ¼ taza de mantequilla, blanda
- 4 onzas de crema de queso, blanda, o 4 onzas de tofu estilo suave y blando
- 2 cucharadas de te de estracto de vainilla
- algunas gotas de estracto de limón

En un sartén pequeño revuelva la maicena, la leche en polvo, stevia y agua. Cocine a fuego mediano, revolviendo constantemente, hasta que quede espeso. Enfríe a temperatura ambiente.

Coloque los ingredientes restantes en un bol hondo. Bata por 2 minutos. Agrege la mezcla de maicena y bata por otros 2 minutos. Si es necesario enfríe antes de usar.

Variaciones:
- Relleno con sabor a especias - bata ¼ de cucharada de té de canela y una pizca de nuez moscada.
- Relleno de coco - espolvoree ½ taza de coco tostado sin sulfuro.
- Relleno de almendras - Omita el estracto de vainilla. Agrege ½ a 3/4 de cuchara de té de estracto de almendras y rocie con ½ taza de almendras blanqueadas y rebanadas.
- Relleno de limón - omita la leche en polvo. Aumente stevia a 1 ¼ cucharadas de té. Reduzca al agua a 3/4 taza y agrege ¼ taza de jugo de limón fresco. Reduzca la vainilla a ¼ cucharada de té.

Relleno de Yogurt de Vainilla   Cubre 2 capas de pastel

Este relleno versatil es cremoso y delicioso.

- ½ taza de yogurt sin sabor y sin grasas
- 1 paquete (8 onzas) queso Neufchatel, blando
- 3/4 cucharada de té de Estracto de Stevia en Polvo
- 1 ½ cucharadas de té de estracto de vainilla

    Ponga todos los ingredientes en un bol pequeño y hondo y bata hasta que quede suave. Enfríe. Extiende sobre el pastel. En clima caluroso refrigiere lo que sobre.

Consejos: Agrege leche sin grasa en polvo para un relleno más espeso o agua para aclararlo.

Variaciones:
- Polvo de carob (1 o 2 cucharadas de té) Pueden ser agregados como también nueces picadas.

- Rocie la parte de arriba del pastel con coco tostado sin azúcar.

- Decore con pacanas enteras o almendras picadas.

Capitulo 12
Postres Deleitables

La mayoría de los budines pueden ser preparados con anticipacion, haciéndolos ideales para servirlos cuando hay invitados. Budin de Pan Navideño, debe ser servido tibio. Este versión increible con estilo campestre usa una rara combinación de ingredientes con aromas.

Budin de frutas es también fuera de la común. Es rápido y fácil de preparar y de un sabor impresionante. Queso cortado y yogurt le da más sabor.

Estos postres pueden ser fácilmente doblados para que pueden hasta el otro día. Cubra cuidadosamente y manténgalos en el refrigerador. Adorne solo antes de servir.

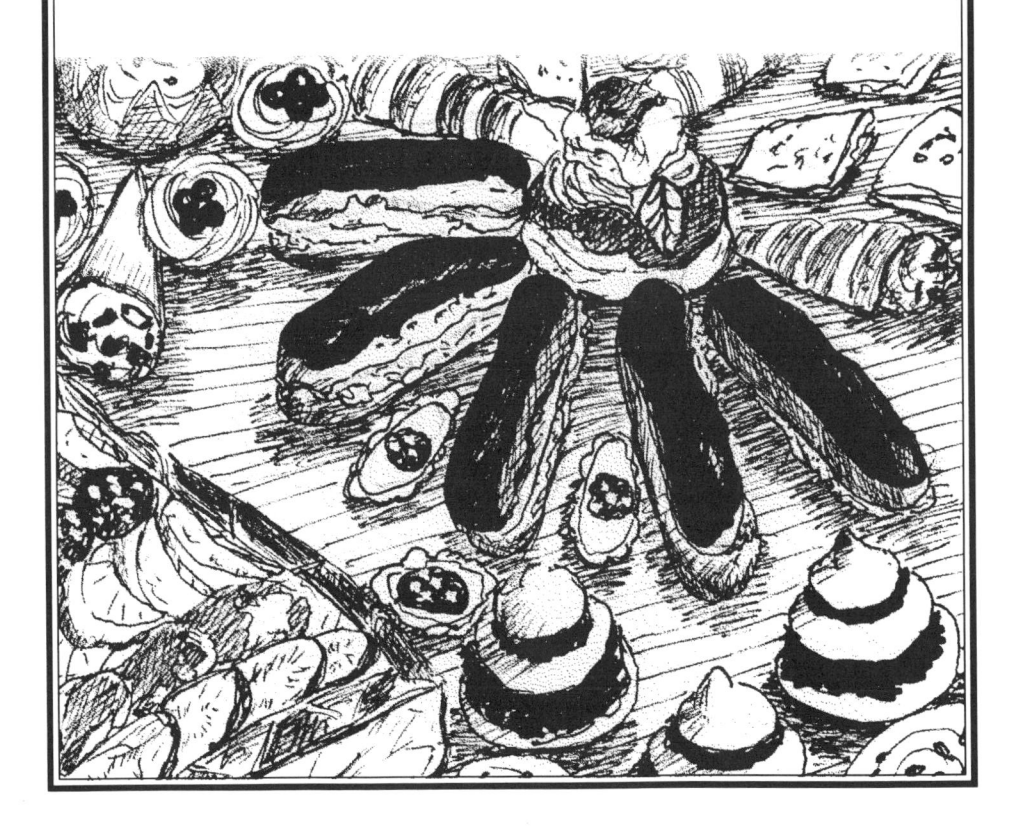

Budin de Crema de Carob
Porcion 6

Disfrute este postre rico, oscuro y deleitable.

- 2 cucharadas de carob en polvo
- 1 cucharada de té de Estracto de Stevia en Polvo
- 5 cucharadas de maicena
- 2 tazas de leche
- 1 taza de agua
- 2 huevos
- 2 cucharadas de té de estracto de vainilla
- 1 cucharada de mantequilla

    Combine carob en polvo, stevia, y maicena en un molde doble para hervir. Gradualmente revuelva leche y agua. Ponga sobre agua hirviendo y revuelva la mezcla hasta que se ponga espesa.

    Bata los huevos ligeramente e introduzca más o menos ½ taza de budín en los huevos. Combine bien y luego agrege al budín mientras se cocina. Reduzca el fuego a bajo y continue cociendo otros 3 minutos. Saque del fuego.

    Revuelva el estracto de vainilla y mantequilla dentro del budín. Sirva tibio o frío.

Variacion:
- Cubra con rebanadas de banana y rocie Avena Crujiente con sabor a Canela (vea índice) solo antes de sirvir.
- Para budín de chocolate, sustituya 2 cucharadas de cocoa en polvo por el polvo de carob y aumente el Estracto de Stevia en Polvo a 1 ½ cucharadas de té.

Budin de Crema Carob Sin Leche   Porcion 6

Este rico budín no contiene huevos ni leche.

- 2 cucharadas de carob en polvo
- 1 cucharada de Estracto de Stevia en Polvo
- 6 cucharadas de maicena
- 2 tazas de leche de soya
- 1 taza de agua
- 2 cucharadas de té de estracto de vainilla
- 1 cucharada de mantequilla

Combine polvo de carob, stevia y maicena en un molde doble para hervir. Gradualmente revuelva leche de soya y agua. Pongalo sobre agua hirviendo y revuelva a medida que la mezcla se ponga espesa Reduzca al fuego a baja temperatura y continúe cocinando por otro minuto. Remueva del fuego. Revuelva vainilla y manteqilla de nuez. Sirva tibio o frío.

Variacion: Cubra con rebanadas de bananas y rocie nueces.

Consejo:
- Esta receta ilustra como un budín puede ser convertido en receta sin leche
- Agrege una pizca de sal si usted la desea.

Budin de Frutas

Porcion 6

Cerezas y trozos de piña escondidas en budín " nevado."

- 1 taza de queso cottage bajo en grasa
- ¼ cucharada de té de estracto de almendras
- 1 cucharada de té de estracto de vainilla
- ¼ cucharada de te de ralladuras secas de limón
- ½ cucharada de té de Estracto de Stevia en Polvo
- 3/4 taza de yogurt puro bajo en calorías
- 1 bota de piña en trojos o 1 taza de piña fresca en trozos
- 1 taza de cerezas dulces y oscuras congeladas, sacadas del hielo y una taza de cerezas frescas
- ½ taza de nueces picadas, tostadas o crudas

En un bol de la licuadora bata el queso hasta que quede suave. Esto toma solo unos segundos. Agrege estracto de almendra y vainilla, las ralladuras secas de limón, stevia y yogurt. Junte todo hasta que se mezcle. Refrigiere.

Saque el jugo de las piñas en pedazos y resérvelo para otro uso. Ponga la misma cantidad de fruta en cada uno de los 6 platos de postre. Cubra con la mezcla del queso y rocie con nueces.

Sirva immediatamente.

Variación: Se puede usar avena crujiente con sabor a canela (vea índice) en lugar de las nueces.

Budin Basico de Tapioca

Porcion: 5 a 6

Un postre tradional con algunass variaciones

- 3 cucharadas de tapioca
- 2 ¼ tazas de leche descremada
- 1 huevo, batido ligeramente
- una pizca de sal
- ½ taza de yogurt puro bajo en grasa
- ½ cucharada de té de Estracto de Stevia en Polvo
- 1 ¼ cucharadas de té de estracto de vainilla
- ¼ taza de nueces picadas finamente (opcional)

Combine tapioca y leche en un sartén mediano. Dejelo a un lado por 5 minutos para que se ablande. Bata muy bien agregando el huevo y la sal. Hagalo hervir a fuego moderado, revuelva constantemente. Saquelo del fuego y enfríe por 15 minutos.

Mezcle juntos el yogurt, stevia y vainilla; agrégele la tapioca. Es delicioso tibio o frío. Rocie con nueces si lo desea.

Variaciones:
- Puede usar leche de soya en lugar de leche regular.
- Omita las nueces; cubra el budín con 1 o 2 de las siguientes (vea índice)
    Avena Crujiente con Canela
    Mermelada de Fresas
    Mermelada de Manzana con Uvas
    Bananas rebanadas u otras frutas (agrégele al momento de servir)
- Agrege fruta picada

Budin de Pan Navideño

Porcion 10

Una elegante versión del simple postre.

- 6 tazas de cubos de pan de harina entera ligeramente tostados
- 1 taza de jugo de cerezas sin azúcar congelado y concentrado (o combinación de cerezas)*
- 1 2/3 tazas de Estracto de Stevia en Polvo
- 1 taza de arándanos congeladas
- 1 ¼ cucharada de té de canela
- ¼ cucharada de té de nuez moscada
- 1 taza de ciruelas pasas picadas y sin sulfuro
- 1/3 taza de mantequilla

Asegurese de tostar el pan primero. Se hace rápidamente en el tostador regular.

Aceite una caserola de 2 cuartos ligeramente y agrege los cubos de pan. En un sartén grande combine el jugo, el agua y stevia. Revuelva hasta disolver. Agrege los arándonos, especias y ciruelas pasas. Reserve 2 cucharadas de mantequilla y agrege el resto al sartén. Hágalo hervir y cocine suavemente hasta que los arándanos ablanden (por unos 7 minutos).

Vacie la mezcla de arándanos sobre el pan en el caserola. Deje de lado por 10 minutos. Caliente el horno a 350 grados. Cubra con la mantequilla reservada y cocine por 45 minutos. Sirva tibio. Refrigiere lo que puede y recaliente para servir.

Variaciones:

- Cualquier otro jugo rojo sin azúcar puede ser usado en lugar de cerezas.
- Varie la cantidad de agua y cubos de pan para un budín más o menos firme.
- Delicioso así o cubra con helado (vea índice)

* Jugo de cerezas negras y concentrado de una tienda de comida de salud. Siga las instrucciones de las etiquetas, mezclando el doble de fuerza. Agrege ¼ de cucharada de té de Estracto de Stevia en Polvo.

Budin de Limon

Porcion 5

Cremoso y suave con un sabor rico a limón.

- ¼ taza de maicena
- 3/4 cucharada de té de Estracto de Stevia en Polvo
- 1/8 cucharada de té de sal (opcional)
- 2 ¼ tazas de leche descremada
- 1 huevo entero
- 1 clara de huevo
- 1 cucharada de té de estracto de vainilla
- 1 cucharada de té de estracto de limón
- 2 cucharadas de mantequilla

En un sartén mediano disuelva la maicena, stevia y sal en leche. Bata suavemente el huevo y la clara y revuelva dentro de la mezcla de leche. Ponga sobre fuego mediano. Hágalo hervir y luego déjelo a fuego lento por 5 minutos, revolviendo constantemente. Saque del fuego y revuelva los estracto y mantequilla.

Enfríe a temperatura ambiente y ponga al refrigerador antes de servir.

Variaciones:
- Sal puede ser omitida
- Use leche de soya en lugar de leche. Para un budín más suave aumente la leche a 2 ½ tazas.

Bollos de Crema   Porcion 12

Bollos suaves con relleno de su preferencias.

- 1 taza de agua
- una pizca de Estracto de Stevia en Polvo
- ½ taza de mantequilla
- 1 taza de harina de trigo entera para bizcocho
- 4 huevos

    Combine agua, stevia y mantequilla en un sartén mediano hasta hacerlo hervir. Agrege toda la harina y revuelva vigorosamente con una cuchara de mezcla cocine revolviendo hasta que la mezcla se salga de los lados del molde. Saque del calor. Enfríe por 12 minutos.

    Bata con la cuchara mientras agrega los huevos, de a uno. Continúe batiendo hasta que esté suave. Ponga mezcla con cucharadas de 3 o 4 pulgadas aparte en molde aceitado. Ponga al horno precalentado a 360 grados por 35 minutos o hasta que estén dorados. Enfríe en un rejilla.

    Pártalos por la mitad y rellénelos con cualquiera de estos (vea el índice):

- Crema Batida
- Budin de Limón
- Salsa de cerezas

Sirva o cubra y refrigiere hasta que lo sirva.

Crujientes de Manzana con Nueces   Porcion 7

Este es un postre tradicional de Missouri en una cena familiar.

- 5 tazas de manzanas rebanadas
- ¼ taza de jugo de manzana natural
- una pizca de nuez mozcada
- ½ cucharada de té de canela
- ½ taza harina de cebada
- ¼ cucharada de te de Estracto de Stevia en Polvo
- ½ taza mas 2 cucharadas de avena, ligeramente picada en una licuadora
- 6 cucharadas de aceite vegetal
- ¼ a ½ de nueces o pacanas picadas
- ¼ taza de harina de coco sin azúcar

Las manzanas no necesitan ser peladas si son orgánicas. En una fuente de 8 x 8 ligeramente aceitado coloque las manzanas, luego rocie con el jugo nuez mozcada y ½ cucharada de té de canela. Revuelva. En un bol mezcle juntos la harina, stevia, ½ cucharada de té de canela y la avena. Revuelva el aceite, las nueces, y la harina de trigo. Cucharee sobre la mezcla de las manzanas. Ponga al horno precalentado a 350 grados por 50 minutos o hasta que las manzanas estén suaves. Para prevenir que se pongan muy doradas, cubre con papel de aluminio puesto suelto por los últimos 15 minutos.

Sirva tibio o frío. Para eventos especiales cubra con helado de limón (vea índice).

Variación:
Sustituya por harina de cebada la harina de maíz.

Crujiente Fresco de Durazno

Porcion 5

Suave duraznos rebanados son un contraste con el sabor crujiente.

- ½ taza de harina entera de trigo
- ¼ cucharada de té de Estracto de Stevia en Polvo o 3/4 cucharada de te de Stevia Verde en Polvo
- ¼ cucharada de té de canela
- 1 pizca de clavo de olor o especias coupletas
- 1/3 taza de avena
- ¼ taza de nueces, picadas
- 3 cucharadas de aceite vegetal
- 4 duraznos, pelados y rebanadas
- 2 cucharadas de jugo de limón fresco
- 1 cucharada de agua
- ¼ cucharada de te de Estracto de Stevia en Polvo
- 1 receta de Crema Batida o Salsa de Piña (vea índice)

    Revuelva juntos el agua, stevia, sal y especias en un bol pequeño. Agrege avena y nueces. Mezcle. Rocie con aceite y revuelva. Presione dentro de un molde cuadrado de 8 pulgadas ligeramente aceitado y póngalo al horno por 10 minutos o hasta que se ponga dorado a 350 grados. Enfríe y quiebre en pedazos.
    Pele y rebane los duraznos en un bol pequeño. Disuelva stevia en jugo de limón combinado con agua. Rocie sobre los duraznos y revuelva.
    Ponga las rebanadas de durazno en copas y crujientes en 5 bols o copas de postre. Cubralos con lo que desee. Refrigiere hasta la hora de servir.

Variación: Harina de cebada o harina entera de trigo para bizcocho puede reemplazar a harina de trigo entera.

Postre de Crepas

Porcion 18 a 20

Los Crepas son una manera fácil de agregar elegancia a cualquier comida.

Crepas:
- 3/4 taza mas 2 cucharadas de harina de trigo entero
- 1 ½ tazas de agua
- ¼ taza de leche sin grasa en polvo o 3 cucharadas de polvo de bebida de arroz
- 3 huevos
- 1 cucharada de aceite vegetal
- 1/8 cucharada de té de Estracto de Stevia en Polvo
- 1/8 cucharada de té de sal

Sugerencias para rellenos:
- Fresas preparadas como para torta de fresas
- Bananas rebanadas en Crema Batida o Budin de Frutas (vea índice)

Sugerencias de salsas para cubrir:
- Salsa de Cerezas, Salsa de Naranja, o Salsa de Piña (vea índice)

Revuelva todos los ingredientes de los crepas juntos hasta que se mezclen bien. Refrigere la mezcla por 1 hora.
Precaliente un sartén pesado a temperatura meroderada. El fuego puede ser ajustado a medida que los crepas se vayan cociendo. Aceite el sartén ligeramente. Use 2 cucharadas de mezcla por crepa y rápidamente haga un círculo de 6 pulgadas con la cuchara. Cocine por 1 minuto.Delo vuelta y continúe cociéndolo por ½ minuto. Saquela a un plato a enfríar. Los crepas pueden ser puestas unas encima de los otros.
Coloque más o menos 1/3 taza de relleno en el centro de cada crepa y enrolle. Coloque en platos de postre. Sirva immediatamente cubierto con salsa, o refrigiere y vacie salsa solo antes de servir.
Consejo: Los crepas pueden ser congelados por 4 a 6 semanas. Ponga un papel de cera entre cada crepa. Para volver a usarlos descongele a temperatura ambiente por 1 hora.

Gelatina de Durazno y Albaricoque   Porcion 15

Un delicioso y fácil postre para la familia.

- 1 bote (6 onzas) de albaricoques sin azúcar en mitades o 2 tazas de albaricoques frescos en mitades cocidos en ½ taza de agua
- 1 bote (16 onzas) de duraznos sin azúcar rebanadas o 2 tazas de duraznos frescos y rebanadas cocidos en ½ tazas de agua
- 2 sobres de gelatina sin sabor o 4 cucharadas de agar agar
- jugo natural de manzana cuanto sea necesario
- ¼ cucharadas de te de Estracto de Stevia en Polvo o 3/4 de cucharada de te de Stevia Verde en Polvo
- 1/8 cucharada de té de canela
- algunas gotas de estracto de almendras
- ½ receta de Relleno de Yogurt de Vainilla (vea índice)
- ½ taza de coco tostado, rallado y sin sulfuro
- Saque el jugo a los duraznos y albaricoques en una taza grande de medir

    Agrege jugo de manzanas para igualar 3 ½ tazas de líquido. Mida una taza de este jugo en un sartén pequeño. Rocie gelatina sobre la superficie y déjelo de lado para que se ablandes por 5 minutos. Pongalo sobre fuego lento y revuelva la gelatina. Para agar agar, rociele 3 tazas de jugo, hágalo hervir luego déjelo a fuego lento por 5 minutos.

    Revuelva stevia, canela y estracto de almendras en el jugo restante. Combine con gelatina o con mezcla de agar agar. Corte cada mitad de albaricoque en 4 pedazos. Vacie la fruta en un molde de 8 x 12 pulgadas o a un bol grande para frutas. Vacie la mezcla preparada de gelatina sobre la fruta. Enfríe.

    Cuando esté firme cubra con relleno de Yogurt de Vainilla (vea índice) y rocie coco sobre esto. Cubra y refrigiere hasta tiempo de servir.

Variacion:
Sustituya el coco por Crujiente de Avena de Canela (vea índice).

Cuadrados de Calabaza a la Chifon   Porcion 8 o 9

Hagalo de antemano. Es mejor para el siguiente día.

- 3/4 taza de harina de arroz o de harina entera de trigo para bizcocho.
- ¼ taza de mantequilla
- ¼ taza de nueces picadas finamente
- ½ taza de leche sin grasa
- 1 huevo
- ½ cucharada de té de canela
- una pizca de jengibre y nuez moscada
- 1 sobre de gelatina sin sabor o 2 cucharadas de agar agar
- ½ cucharada de té de Estracto de Stevia en Polvo
- 1 taza de calabaza sólida o 1 taza de calabaza cocida en casa
- 4 onzas de queso Neufchatel
- ½ cucharada de té de Estracto de Stevia en Polvo
- ¼ taza de leche
- 1 cucharada de té de estracto de vainilla o de sabor de mantequilla escocesa
- ½ taza de Crema Batida
- ½ taza de Crujientes de Avena con Canela (vea índice)

Mezlce juntos la harina, la mantequilla y las nueces en un molde de 8 pulgadas. Presione firmemente para formar la base (parte de abajo del plato solamente). Ponga al horno precalentado por 15 minutos a 350 grados o hasta que este se dore.

En un sartén mediano revuelva junto ½ taza de leche, huevo, y especias. Rocie gelatina o agar agar sobre la superficie y deje de lado para que ablande por 5 minutos. Ponga a fuego mediano y revuelva mientras lo hierve. Continue revolviendo y cocine a fuego lento por 5 minutos. Sáque del fuego y revuelvale ½ cucharada de té de stevia hasta que esté disuelto completamente. Vacie la calabaza . Enfríe hasta que la mezcla se amontone.

En un bol pequeño y profundo bata juntos el queso Neufchatel, ½ cucharada de té de stevia, ¼ de leche, estracto de vainilla y sabor de mantequilla escocesa. Vacie dentro de la mezcla de la calabaza. Vacie la crema batida y ponga con la cuchara sobre lo base. Cubra con Crujientes de Avena con Canela. Cubra con plástico y enfríe durante la noche.

Pastel de Queso Cocinado de Rosanna
Porcion un pastel de 9 pulgadas

Delicioso pastel de queso en una versión vegetariana de soya.

- 1 receta de Facil Pastel con aceite (vea index)
- ½ cucharada de té de canela
- 1 paquete de crema de queso (8 onzas) suave
- 1 carton (8 onzas) de crema agria
- 1 cucharada de té de Estracto de Stevia en Polvo
- 1 cucharada de harina entera de trigo para bizcocho
- 2 cucharadas de té de vainilla
- 1 cucharada de té de ralladuras de limón seco
- 1 huevo
- 1 taza de yogurt sin grasa ni sabor

Mezcla masa en un pie de 9 pulgadas, agregando la canela a los ingredientes secos. Presione dentro del plato de pie. Cocine por 6 minutos y sáquelo del horno.

Combine crema de queso, crema agria stevia, harina, vainilla y las ralladuras de limón. Bata hasta que quede suave. Agrege huevo y yogurt luego bata a baja volacidad hasta que todo se combine.

Vacie la mezcla en la base de pie parcialmente cocida. Ponga a horno precalentado a 350 grados por 45 a 55 minutos. El relleno debe puedar firme pero un poco suave en el centro. Enfrie completamente, cubra, y refrigiere. Es mejor cuando se sirve al otro día.

Sirva con salsa de cerezas (vea índice) o otra salsa de fruta.

Para una versión a la soya haga los siguientes cambios:

Omita la crema de queso, crema agria, yogurt y 1 cucharada de harina.

Agrege 12 onzas de tofu suave estilo seda, 8 onzas de yogurt de soya sin sabor, 2 cucharadas de maicena, y ¼ taza de margarina hidrogenada. Aumente los huevos a 2.

Pastel de Queso Royal Clyde   Porcion 9

Pastel de queso sin cocinar y con cubiente fresca de fresas.

- 1 receta de base de galletas crujiente cocinada (vea índice)
- ½ taza de crema batida
- 8 onzas de queso Neufchatel, blando
- 3/4 taza de agua fría
- 1 cucharada de té de Estracto de Stevia en Polvo
- 2 cucharadas de agar agar o 1 sobre de gelatina sin sabor
- ½ taza de leche
- ¼ de jugo de limón fresco
- ½ taza de yogurt sin sabor
- ½ cucharada de té de Estracto de Stevia en Polvo
- 1 cucharada de agua
- 2 pintas de fresas frescas, sin hojas y rebanadas

Enfrie la base cocinada. Bata la crema en un bol pequeño y profundo. Refrigiere. Bata el queso en un bol mediano hasta que quede subido y déjelo reposar.

Mida 3/4 taza de agua y stevia en un sartén pequeño. Rocie agar agar (o gelatina) encima y déjelo al lado para que ablande por 5 minutos. Hágalo hervir y luego a fuego lento por 5 minutos (o para la gelatina, disuelva a fuego lento). Enfríe a temperatura ambiente - <u>no lo deje</u> que se ponga duro. Bata dentro del queso hasta que quede bien mezclado. Agrege leche, jugo de limón y yogurt. Enfrie hasta que haya ligeramente endurecido. Cuidadosamente vacie la crema batida. Vacie con la cuchara adentro de la base y enfríe por horas.

Disuelva ¼ cucharada de té de stevia en 1 cucharada de agua y vacie dentro de los fresas. Sirva sobre el pastel de queso.

Variaciones:
- Alterne con lo que va a cubrir, mermelada de durazno, salsa de manzana con crándanos, o salsa de naranja (vea índice para todas éstas)
- Pastel Facil de Aceite (vea índice) también resulta bien con este pastel de queso.

Budín de Bizcocho de Durazno   Porcion 6 a 8

Duraznos dulces en bajo de una cubierta de masa dorada.

- 3/4 cuchara de té de Estracto de Stevia en Polvo
- 2 huevos
- 2 cucharadas de harina entera de trigo para bizcocho
- ½ cucharada de té de canela
- una piza de nuez moscada
- 4 tazas de duraznos frescos, pelados y rebanados (como 5)
- 3/4 taza de harina entera de trigo para bizcocho
- 1/8 cucharada de té de Estracto de Stevia en Polvo
- ½ cucharada de té de polvo de hornear
- ¼ cucharada de té de sal (opcional)
- 3 cucharadas de mantequilla, blanda
- 1 huevo
- 1 ½ cucharada de agua
- 1 cucharada de té de maicena
- 1/8 cucharada de té de Estracto de Stevia en Polvo
- ¼ cucharada de té de canela

En un bol grande revuelva stevia, huevos, harina, canela y nuez moscada. Vacie los duraznos. Vacie la mezcla en un molde de 7 x 11 pulgadas.

En otro bol revuelva juntos harina, stevia polvo de hornear, y sal. Agregele mantequilla hasta que puede como migas. Vaciela el huevo y agua hasta que puede húmedo solamente. Haga migas sobre los duraznos.

Mezcle maicena, stevia y canela. Ponga en un colador de té y cierna sobre el budín. Ponga a horno precalentado a 350 grados por 50 a 55 minutos. Cubra suelto con papel de aluminio por los últimos 15 minutos, si es necesario para que no se dore demasiado. Sirva tibio o a temperatura ambiente. Si desea cúbralo con Crema Batida, Salsa de Piña (tibia), o Salsa de Naranja (vea índice).

Compota de Fruta Fresca   Porcion 5

Dulce y sobrosa mezcla de sabores para el desayuno o postre.

- Jugo de una naranja más agua que haga ½ taza
- ½ cucharada de lima fresca o jugo de limón
- ½ cucharada de té de Estracto de Stevia en Polvo
- ¼ cucharada de té de Te concentrado de jengibre (vea index) o rocie jengibre molido en cada porción
- 2 peras, corte en pedazos grades
- 3 kiwis maduros, cortados gruesos
- fresas frescas para cubrir
- hojas de menta fresca para adornar (opcional)

Ponga el jugo de naranja, jugo de limón, Stevia y té de jengibre Concentrado en un bol. Revuelva para disolver stevia. Agrege las peras y el kiwi, luego revuelva suavemente. Refrigiere del 1 a 3 horas, revolviendo cada hora.

Divida en 5 platos de postre. Agrege fresas y adorno

Variaciones:
- 1 ½ taza de piña picada fresca puede reemplazarse por el kiwi.
- Omita las fresas y rocie con canela.

Compota de Piña y Pera Porcion 8

Una ligera mezcla aromática de frutas.

- 1 bote de piña en pedazos sin azúcar (20 onzas) o 2 tazas de piña fresca picada en ½ taza de agua
- 1 bote (16 onzas) de peras rebanadas sin azúcar o 1 ⅔ tazas de peras frescas, rebanadas y cocidas en ⅓ taza de agua
- 1 cucharada de maicena
- ¼ cucharada de té de Estracto de Stevia en Polvo
- 2 cucharadas de té de jugo de limón fresco
- 1 taza (cartón de 8 onzas) de yogurt sin grasa y sin sabor
- ¼ cucharada de té de Estracto de Stevia en Polvo
- unas pocas gotas de estracto de limón
- menta fresca picada o cáscara de limón para adorno (opcional)

Saque el jugo de la fruta y póngalo en un sartén mediano. Mezclele la maicena y las especias. Cocine y revuelva hasta que se hagan globos. Saque del fuego y agrege stevia y jugo de limón. Suavemente combine con la fruta. Enfríe. Vacie a platos de postre.

Con un batidor combine el yogurt, ¼ cucharada de té de stevia y el estracto de limón. Con una cuchara póngala sobre la fruta y sirva.

Variación: Use albaricoques en mitades en lugar de peras.

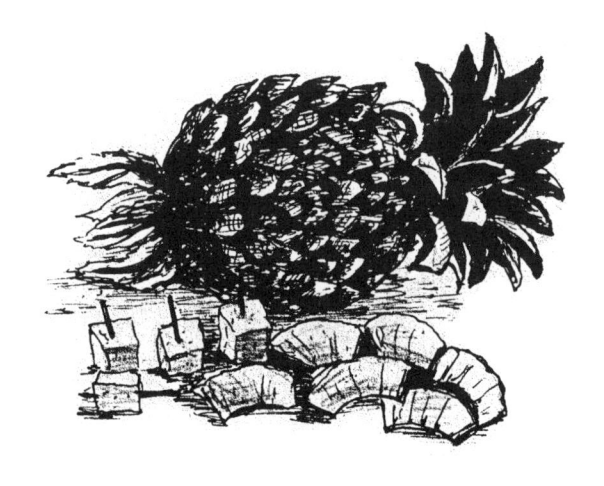

Capitulo 13
Todos los Pies Americanos

¡Ahora stevia puede endulzar su favorito pie! Siga los instrucciones de merenge. No bata la stevia dentro de las claras de huevo porque puede desinflar el merangue. Hay bastante dulce en el relleno y en la crema que cubre.

Para "El Pie de Calabaza" comience con la receta dada, luego experimente con su propia combinación de especias. Cada región tiene sus propias ideas a cerca de las especias en un pie calbazas.

Algunas veces hay que usar papel aluminio para prevenir que la base se dore demasiado mientras se cocina el relleno.

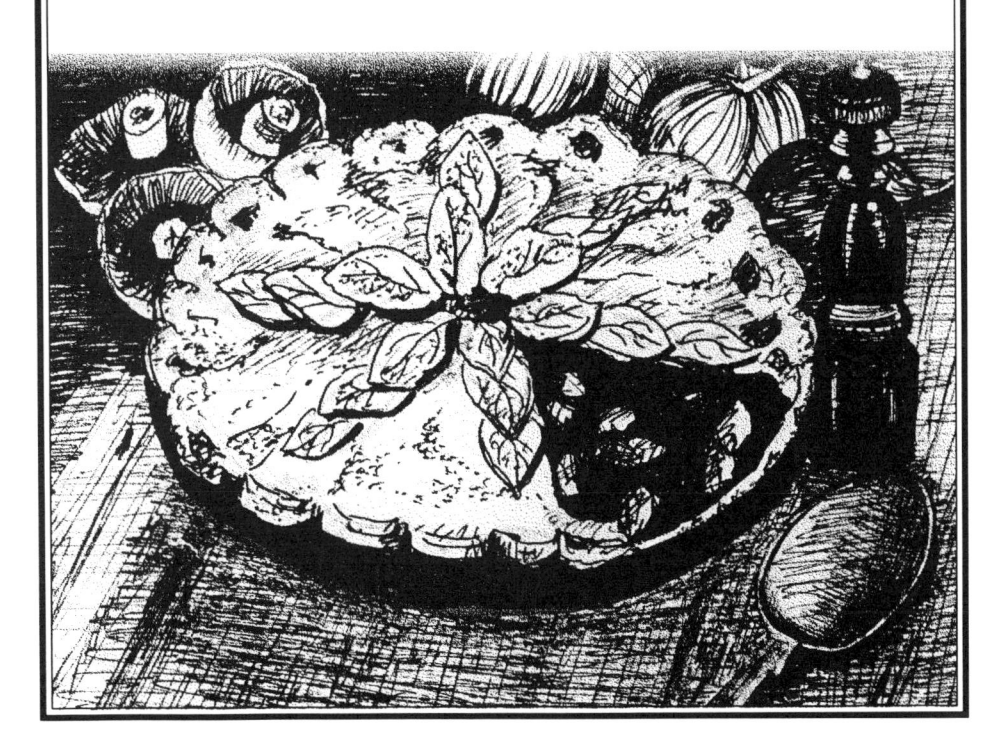

Facil Bizcocho con Acei

Porcion base de 10 pulgadas

Mezcle en el mismo plato de pie.

- 1½ tazas de harina de trigo para biscocho
- ⅛ cucharada de te de Estracto de Stevia en Polvo
- ¼ cucharada de té de sal
- ½ taza de aceite vegetal
- 2 cucharadas de leche o agua

En un plato de piede 10 pulgadas mezcle la harina, stevia y sal. Agrege al aceite y la leche luego revuelva con un tenedor hasta que la masa este bien mezclada.

Presione igual por todos los lados y en la base del plato de pie a canela y picas la masa con un tenedor en varios lugares. Cocine en horno precalentado a 360 grados por 10 a 12 minutos o hasta que esté ligeramente dorado.

Esta base puede ser cocida antes de ser rellena.

Variación: Reduzca el aceite a ¼ taza y agrege ¼ taza de puré de manzanas. Cocine la base por 13 a 15 minutos.

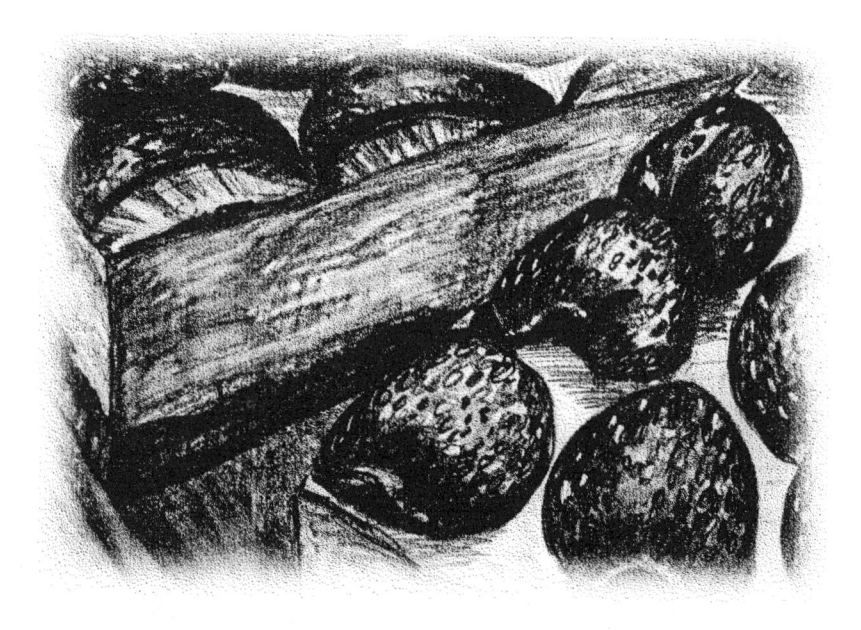

Rollos de Biscocho con Aceite   Porcion 2 base de 9 pulgadas

Se enrolla facilmente y se cocina crujiente.

- 2 tazas de harina de trigo para biscocho
- ¼ taza de harina de arroz
- ¼ cucharada de té de sal
- 1/8 cucharada de té de Estracto de Stevia en Polvo
- 2 cucharadas de té de leche en polvo o bebida en polvo de soya
- ½ taza de aceite vegetal
- 1/3 taza de agua

    Revuelva pimero 5 ingredientes en un bol mediano. Vacie el aceite mediano y agua juntos y agrege los ingredientes secos. Revuelva suavemente con un tenedor. Divida en dos pedazos y forme discos ligeramentas aplastados. Coloque cada disco entre 2 cuadrados de paplel de cera.

    Ligeramente humedezca el mesón para sostener el papel de abajo en su lugar. Enrolle cada disco de masa en un círculo de 11 pulgadas. Liene de acuerdo a la receta usada. Desenrolle la base de arriba y use como este en la receta.

Variacion: Harina de avena puede reemplazar a la harina de arroz.

Base de Harina de Cebad Porcion 1 base de 9 a 10 pulgadas

Esta base de granos enteros es suelta y sabrosa.

- 1 taza mas 2 cucharadas de harina de cebada
- ¼ cucharada de té de sal
- ⅛ cucharada de Estracto de Stevia en Polvo
- 6 cucharadas de mantequilla
- 1 huevo grande
- 1 cucharada de agua o más si es necesario

    Revuelva juntos harina, sal, y stevia. Con un ablandador de masa córtele mantequilla. Quiebre el huevo en una taza. Agrege 1 cucharada de agua y bata ligeramente. Agregelo a la mezcla de la masa y combine usando el tenedor hasta que se forme una bola. Agrege más agua si se necesita.

    La masa puede ser estirada en un mezón ligeramente enharinado o entre 2 cucharadas de papel de cera. Estire la masa dentro del plato de que y pique con un tenedor en varios lugares. Ponga en un horno precalentado a 360 grados por 10 a 12 minutos o hasta que este ligeramente dorado.

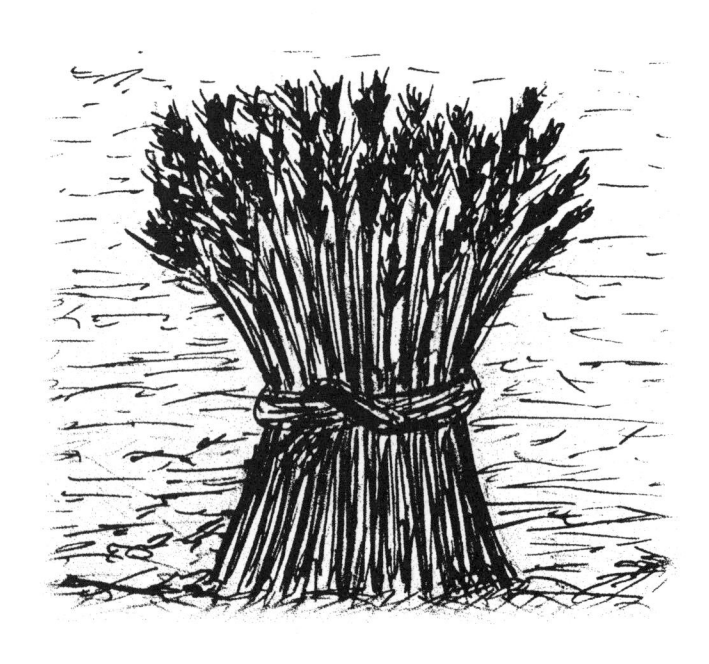

Base de Galleta Bien Tostada   Porcion 1 base de 9 pulgadas

Avena y especias en una masa de pie. Presione dentro del plato de pie.

- ¼ taza de mantequilla o margarinaa de soya no hidrogenada
- ½ taza de harina de trigo entera para biscocho
- ¼ cucharada de Estracto de Stevia en Polvo o 3/4 cucharada de Stevia Verde en Polvo
- 3/4 cucharada de té de canela
- una pizca de nuez moscada
- 3/4 de avena, ligeramente picada en una licuadora
- 1/3 taza de nueces finamente picadas
- 1 o 2cucharadas de jugo de manzanas natural.

Derrita mantequilla* fuego bajo en un plato de pie de 9 pulgadas. En otro plato revuelva de harina, stevia, y especias. Mezcla la avena y las nueces. Vaciele la mantequilla een el plato de pie. Rocie sobre jugo de manzana y revuelva hasta que la masa este mal hecha. Presione igual y firmenente por todos los lados. Cocine en horno precalentado a 350 grados por 12 a 15 minutos o hasta que este ligeramente dorado. Enfríe.

Esta masa base puede ser también llenada antes de ponerse al horno.

Variaciones: Para menos sal, use mantequilla sin sal.

*Consejo: No derrita la margarina, se pone tal cual.

Pie Punkin Center

Porcion un pie de 10 pulgadas

"Punkin Center" Es un pueblo en Nodaway County, Missouri.

- Base de pie de 10 pulgadas
- 3/4 taza de leche evaporada sin grasa o 3.4 taza de leche de te de Stevia Verde en Polvo
- 3 huevos
- 1 bote 916 onzas) de calabaza sólida o 2 tazas de calabaza hervir a fuego lento 1 taza de jugo de manzana natural hasta que se reduzca a 3/4 taza
- 1 ¼ cucharada de té de canela
- ¼ cucharada de té de nuez moscada
- 1/8 cucharada de té de clavos de olor
- Una pizca de jengibre o hasta ¼ de cucharada de té de jengibre
- ¼ cucharada de té de sal
- 2 cucharadas de leche en polvo sin grasa o bebida de soya en polvo

    Caliente el horno a 350 grados. Coloque la masa dentro del plato de pie y aprete en los bordes. Bata juntos la leche evaporada, stevia, huevos y calabaza. Mezcle los ingredientes restantes hasta que estén bien combinados.

    Vacie el relleno dentro, de la base de pie sin cocer. Cocine por 60 a 65 minutos o hasta que el cuchillo insertado cerca del centro del pie salga seco. Para prevenir que se cocine demasiado en los bordes cubra con tiras de aluminio durante los últimas 15 minutos.

    Enfrie en una rejilla. Cubra y enfríe. Este pie sabe mejor al segundo día. Puede ser cubierto con Crema Batida (vea índice).

Consejo: Cuando use leche de soya, aumente la bebida de soya en polvo a 3 cucharadas.

Pie de Cerezas

Porcion pie de 9 pulgadas

Favorito para celebrociones familiares

- Masa para 2 bases de pie
- 2 botes (16 onzas) de cerezas rojas en agua o 4 tazas de cerezas frescas sin semillas
- 1 ¼ cucharadas de té de Estracto de Stevia en Polvo o 4 cucharadas de té de Stevia Verde en Polvo
- 1/8 cucharada de té de sal
- 3 cucharadas de maicena
- 2 cucharadas de mantequilla
- ¼ cucharadas de té de estracto de almendra
- 1 yema de huevo batida con una cucharada de agua (opcional)

Ponga la masa para una base baja dentro del plato de pie. Grande la masa que le sobre. Cubra y ponga al refrigerador.

Ponga a cocer las cerezas en 1 ½ tazas de agua por 5 minutos. Saque el agua de las cerezas, reserve una taza de jugo. Combine steiva, sal y maicena con el jugo de cerezas en un sartén mediano. Hagalo hervir, revolviendo. Mantega a fuego lento por 5 minutos. Agrege la mantequilla y el estracto de almendras. Cuidadosamente agrege las cerezas. Vacie esto en la base del pie.

Humedazca los bordes del pie con agua. Corte la base de arriba en tiras de ½ pulgadas. Agrrele las tiras en forma de lettice arriba del pie. Enrolle los bordes juntos. Habran tiras extras que puede ser cocidos para bocadillos. Si desea puede pasar yema de huevo batida sobre la parte de arriba del pie pero, no los bordes. Ponga a horno precalentado a 360 grados, por 35 minutos luego cambie a 325 grados. Cubra el pie con papel de aluminio para prevenir que se dore demasiado. Cocine otros 15 minutos. Sirva mientras esté tibio. Refrigiere lo que puede. Para servir otra vez recaliente suavemente.

Consejo: Esto es bueno con una cucharada de Helado de Limon (vea índice).

Pie de Duraznos de Elizabeth   Porcion 1 pie de 9 pulgadas

Un pie de durazno perfecto con un toque a especias.

- Masa para 2 pies
- 1 ¼ cucharadas de té de Estracto de Stevia en Polvo
- 2 cucharadas de maicena
- ¼ cucharadas de té de nuez moscada
- 6 tazas de duraznos pelados y picados (3 libras)
- 2 cucharadas de jugo de limón fresco
- 2 cucharadas de mantequilla

Precaliente el horno a 360 grados. Combine stevia, maicena y nuez moscada. Agrege mezcla a los duraznos y tire para cubrir. Dejelo opor 5 minutos.

Pponga la base de masa en un plato de pie de 9 pulgadas y ocine por 5 minutos. Revuelva el jugo de limón con los duraznos y vácielo al plato de pie y póngale mantequilla. Coloque la base de masa arriba de los duraznos. Corte hoyos para el vapor. Ponga papel de aluminio en los extremos y ponga el plato de pie en un molde de galletas. Cocine por 25 minutos.

Saque el papel y cocine otros 35 minutos o hasta que la masa esté dorada.

Pie de manzanas de la Abuela Porcion pie de 9 pulgadas

Cubierto con Crema Batida le da un toque especial.

- Masa para 2 pies de 9 pulgadas
- 6 tazas de manzanas peladas y rebanadas delgadas como Jonathan o Winesap
- 1 o 2 cucharadas de té de jugo de limón fresco
- 1 ½ cucharadas de té de Estracto de Stevia en Polvo
- 2 a 3 cucharadas de harina entera de trigo para bizcocho
- ¼ cucharada de té de nuez moscada
- 1 cucharada de té de canela
- una pizca de clavo olor a especias completas
- 2 cucharadas de mantequilla

Arregle la masa en el plato de pie. En un bol grande rocie jugo de limón sobre las manzanas y revuelva para que se mezclen. Usando una taza a un bol pequeño revuelva stevia, harina, nuez moscada o especias. Rocie la mezcla sobre las manzanas y con cuidado revuelva para que las manzanas se cubran con la mezcla. Coloque las manzanas dentro de la base del pie, ponga bolitas de mantequilla.

Con agua, humedezca el borde de afuera de la base del pie. Coloque la masa de arriba del pie y enrolle los bordes juntos. Haga un corte en la parte de arriba del pie para que salga el vapor. Pongalo en un molde de galletas. Cocine en horno recalentado a 350 grados por 55 a 60 minutos. Puede cubrir el pie con papel de aluminio por 15 minutos para prevenir que se dore demasiado.

Enfrie en una rejilla, cubra y deje a temperatura ambiente por la noche o refrigiere si quiere. Este pie es delicioso a cualquiera temperatura.

Pie de Banana con Crema Porcion pie de 9 a 10 pulgadas

Cubierto de merengue dorado

- Base de pie cocido de 9 a 10 pulgadas
- 1 cucharada de té de Estracto de Stevia en Polvo
- 5 cucharadas de maicena
- 2 tazas de leche, leche de soya o leche de arroz
- 2 tazas de agua
- 4 huevos, separados
- 1 cucharada de mantequilla
- 2 cucharadas de té de estracto de vainilla
- unas pocas gotas de estracto de limón
- ¼ cucharada de té de crema tártara
- ½ cucharada de té de estracto de vainilla
- 3 bananas medianas y maduras
- 3 cucharadas de harina de coco sin azúcar

Coloque la maicena y stevia en un molde doble para hervir a Baño Maria. Gradualmente revuélvale la leche y el agua. Ponga sobre agua hirviendo y revuelva mientras la mezcla sepone espesa.

Separe los huevos. Reserve las claras para el merengue. Ligeramente revuelva las yemas. Vacie como una ½ taza de relleno de pie dentro de las yemas y revuelva muy bien. Agregele el relleno del pie. Reduzca a fuego lento y continue cocinadndo por 2 minutos. Sáquelo del fuego. Agregele mantequilla 2 cucharadas de té de estracto de vainilla y el estracto de limón. Enfrie mientras prepara el merengue.

En un bol bata juntos las claras de huevo, crema tártara, y ½ cucharada de té de estracto de vainillahasta que puede con consistencia dura. Extienda la mitad de del relleno dentro de la base del pie. Rebane bananas dentro del relleno y vacie con una cuchara el resto del relleno. Extienda el merengue. Rocie harina de coco sobre el merengue. Cocine a 350 grados en un horno precalentado por 10 a 12 minutos o hasta dorado.

Sirva a temperatura ambiente y refrigiere lo que quede.

Variacion: Una taza de leche puede reemplazar al agua.

Pie de Coco con Crema   Porcion un pie de 9 a 10 pulgadas

Un piso de coco cubierto con un merengue esponjado.

- 1 base de pie cocido de 9 a 10 pulgadas
- 1 cucharada de té de Estracto de Stevia en Polvo
- 5 cucharadas de maicena
- 2 tazas de leche, leche de soya o leche de arroz
- 1 taza de agua
- 4 huevos, separados
- 2 cucharadas de mantequilla
- 2 cucharadas de té de estracto de vainilla
- ½ cucharada de té de estracto de almendras
- ¼ cucharada de crema tártara
- ½ cucharada de té de estracto de vainilla
- 3/4 taza de coco rallado sun sulfuro
- 2 ó 3 cucharadas de harina de coco

Mezcle juntos stevia y maicena en un molde doble para hervir a Baño María. Gradualmente revuelva leche y agua y coloque sobre el agua hirviendo. Revuelva mientras la mezcla se pone espesa.

Separe los huevos. Reserve las claras para el merengue. Ligeramente revuelva las yemas. Vacie como media taza de relleno del pie dentro de las yemas y mezcle con el tenedor, luego agrege otra vez al relleno de pie y revuelva bien. Ponga a fuego lento y cocine por otros 3 minutos. Saquelo del fuego. Revuelvale mantequilla, 2 cucharadas de té de estracto de vainilla, y estracto de almendra. Enfríe..

Prepare el merengue. Bata juntas las claras de huevo, la crema tártara y ½ cucharada de té de estracto de vainilla en un bol. La mezcla debe formar una consistencia dura.

Combine el coco rallado con el relleno del pie y vacielo con la cuchara dentro de la base de pie. Extienda el merengue. Rocie harina de coco sobre el merengue. Cocine a 350 grados en un horno precalentado por 9 a 10 minutos hasta que esté dorado. Sirva temperatura ambiente o frío. Refrigiere lo que quede.
Variación: La leche puede ser aumentada a 3 tazas. Omita el agua.

Pie de Albaricoques con piña   Porcion un pie de 9 pulgadas

Este elegante pie frío de frutas es fácil de preparar.

- 1 base de pie cocida
- 1 bote (16 onzas) de albaricoques sin azúcar partidos por la mitad o 2 tazas de albaricoques frescos partidos por la mitad cocidos a fuego lento en ½ taza de agua por 5 minutos en 1/3 de taza de agua.
- 1/8 cucharada de té de sal
- ¼ taza más 1 cucharada de té de maicena
- 3/4 cucharada de té de Estracto de Stevia en Polvo
- ½ taza de salsa de manzana sin azúcar
- 1 cucharada de té de estracto de vainilla opcional
- 1 receta de Crema Batida (vea índice), opcional

    Cuele los albaricoques y guarde ½ taza de jugo. Vacie el jugo restante a un sarté mediano y corte los albaricoques en pequeños pedazos. Agrege los albaricoques, la piña con su jugo, y sal al sartén. Hagalo hervir a fuego lento. Disuelva la maicena y reserve ½ taza de jugo y revuélvalo dentro de la fruta caliente.

    Reduzca a fuego lento y cocine, revolviendo hasta que la mezcla endurezca.

    Disuelva stevia en salsa de manzana y agrege al relleno. Vacie la vainilla si la use. Enfrie a temperatura ambiente, vacie a la base del pie y enfríe hasta que la superficie este firme. Cubra con Crema Batida si lo desea.

Variacion: Rocie coco tostado sin suluro sobre la Crema Batida.

Pie de Mantequilla de Maní

Porcion pie de 9 pulgadas

¡Mantequilla de maní a su punto!

- Masa para una base de pie cocinada
- 1 cucharada de té de Estracto de Stevia en Polvo
- ½ taza de agua
- 2 cucharadas de maicena
- 3 huevos ligeramente batidos
- 3/4 taza de leche
- 1 cucharada de té de estracto de vainilla
- ½ taza de mantequilla de maní natural media entera
- 1 taza de crema batida
- ¼ cucharada de té de Estracto de Stevia en Polvo
- ¼ cucharada de té de vainilla
- 2 cucharadas de maní asado sin sal y picado

    Usando un molde doble a Baño María disuelva 1 cucharada de té de stevia y maicena en agua. Agrege los huevos y leche y bata. Ponga sobre agua hirviendo y reduzca la temperatura a mediano bajo. Cocine, revolviendo hasta que la mezcla se ponga espesa. Saque el fuego y enfríe por 10 minutos. Revuelvale 1 cucharada de té de vainilla y la mantequilla de maní. Enfrie a temperatura ambiente.

    Bata juntos la crema, ¼ cucharada de té de stevia y ¼ cucharada de té de vainilla hasta que se formen copas. No bata demasiado. Vacie esto a la mezlca del pie. A su vez vacie a la masa de pie. Rocie maní picado abredador de los bordes. Enfrie por varias horas.

Capitulo 14
Postres Congelados

Aquí hay un tesoro de recetas de postres congelados que a usted le encántara preparar y comer. Fluctuan desde contiendo alto hasta bajo en grasa. Haga una festa con Helado de Limón sobre Pie de Manzana de Abuela. Sorbete Rosado de Pera aunque es bajo en calorías es grande en sabor. Unas pocas recetas son sin leche.

Congele estos postres en el congelador de su refrigerador. El tiempo refuerido varía. No hay necesidad de puedaose parado en la puerta del refrigerador cuidaudo, sinembargo si los postres estan demasiado congelados solo descongele a temperatura ambiente.

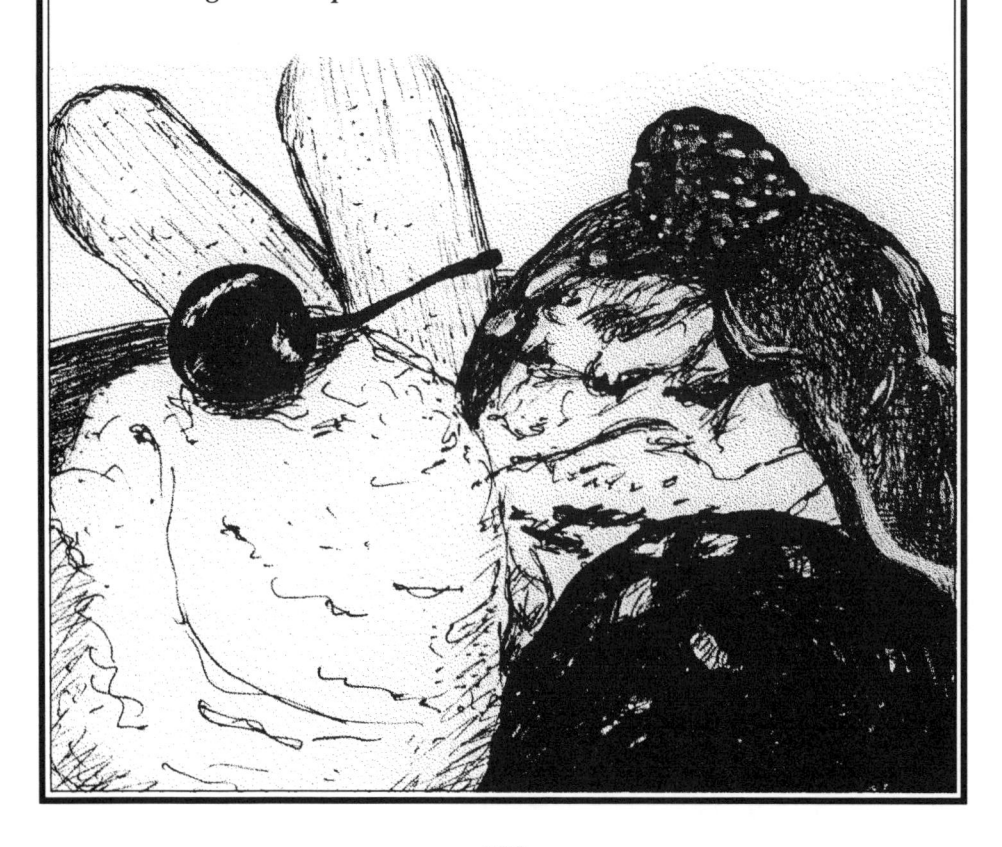

Helado de Limón

Porcion 6

Crema dulce con un sabor a limón.

- ½ cucharada de té de Estracto de Stevia en Polvo o 1 ½ a 2 cucharadas de té de Stevia de Verde en Polvo
- 1 taza de leche, o leche sin grasa
- 1 taza de Crema Batida
- ¼ taza de jugo de limón fresco
- 1/8 cucharada de té de estracto de limón

Combine stevia, leche y crema en un bol profundo. Revuelva para disolver stevia. Cubra con un plástico y congele 1 o 2 horas hasta que este sólido alrededor de los bordes.

Saque del congelador. Agrege jugo de limón y estracto. Bata bien y coloque un nuevo plástico. Ponga otra vez al congelador.

Despues de 2 horas bata otra vez. Congele mas hasta que la consistencia quede firme pero todavía suave para servir. Esto completo requiere de 6 horas y de muy poco esfuerzo.

Si le sobra helado congelador y saque lo del congelador ½ hora antes de servir. Bata otra vez si así lo desea.

Variaciones:
- La cantidad de stevia y estracto de limón puede variar de acuerdo al gusto. Pueden usarse la misma cantidad de estracto de limón y de estracto de vainilla.
- En lugar de leche use leche de soya.

Crema Congelada de Fresas

Porcion 6

Esta deliciosa crema y fresa combinada es un postre clásico.

- 1 taza de crema batida
- 1 taza de leche, o leche sin crema
- ½ cucharada de té de Estracto de Stevia en Polvo
- ¼ cucharada de té de estracto de vainilla
- unas pocas gotas de estracto de limón
- 2 tazas de frescas o congeladas
- 2 cucharadas de jugo de limón fresco

    Combine crema, leche, stevia vainilla, y estractos de limón en un bol mediano. Revuelva stevia para que se disuelva. Cubra con un plástico y coloque el bol en el congelador por una hora o hasta que esté sólido solo alrededor de los bordes. Saque del congelador.
    Muela las fresas y agrege la mezcla de la crema. Agrege de limón y bata bien. Cubra otra vez con un plástico y congele por 3 a 4 horas adicionales. Sirva cuando esté parcialmente congelado o para un postre más blando bata otra vez immediatamente antes de servir.
    Congele lo que sobre. Saque del congelador una hora antes de servir. Las temperaturas de los congeladores varían. Lo que puede hacer que afecte la duración de este postre.

Variaciones:
- Use leche de soya un lugar de leche
- Se pueden reemplazar las fresas por otras frutas.

Yogurt de Bayas Azules Suaves   Porcion 1 cuarto

Disfrute lo delicioso de este helado con pocas calorías.

- ½ taza de jugo de manzanas natural
- 2 cucharadas de agar agar o 1 sobre de gelatina sin sabor
- ¼ taza de jugo de manzanas natural
- 1 1/3 tazas de bayas azules frescas o congeladas
- 2 cucharadas de bebida en polvo de arroz o leche en polvo sin grasa
- 3/4 cucharada de te de Estracto de Stevia en Polvo
- 1 o 2 cucharadas de té de jugo de limón fresco
- ½ cucharada de té de estracto de vainilla
- 2 tazas de yogurt sin sabor o yogurt de soya

Ponga ½ taza de jugo de manzanas y agar agar (o gelatina) en un sartén chico hasta que se ponga suave. Haga hervir esta mezcla luego deje cocer a fuego lento por 5 minutos (o ponga el jugo con la gelatina sobre fuego bajo para disolver). Saque del fuego y manténgalo a temperatura ambiente.

En la licuadora procese ¼ taza de jugo de manzana y los ingredientes restantes. Con la licuadora funcionando, suavemente agrege el agar agar o (la solución de gelatina) en el centro del licuado. Procese bien. Vacie en un bol de acero inoxidable, cubra y congele hasta obtener una consistencia suave. Esto toma 3 a 5 horas.

Lo que sobre debe sacarlo del congelador 45 minutos antes de servir y procese en una licuadora para una textura suave.

Variación: Este receta también funciona bien con fresas. Ajuste la cantidad de stevia de acuerdo a lo dulce que esté la fruta.

Sorbete de Pera Rosada Porcion 4

Disfruta esta mezcla celestial de frutas! Fácil de hacer también.

- ½ cucharada de té de Estraco de Stevia en Polvo
- 2 cucharadas de jugo de limón fresco
- 2 peras medianas
- 1/3 a ½ taza de jugo de cerezas (sin azúcar concentrado y diluido)

En un bol pequeño, disuelva stevia en jugo de limón. Pele, saque el centro y pique las peras. Vacie a la mezcla de limón. Cubra el bol y congele por 2 a 3 horas.

Cuando sea tiempo de servir, ponga las peras y 1/3 taza de jugo de cerezas en la licuadora. Procese hasta que esté suave mientras le agrega el jugo restante a medida que se necesita para un sorbete suave. Sirva immediatamente. Congele lo que sobre. Saque del congelador 30 a 40 minutos antes de servir.

Variaciones:
- Ajuste la cantidad de stevia como se necesite
- Jugo de cerezas (con otros jugos de fruta) también sabe bien en este postre.

Helado de Nueces de Arce   Porcion 3

Congele las bananas un día antes para este postre "casi instantáneo."

- Bananas congelada en pedazos que igualen a 3 unidades
- ½ taza mas 2 cucharadas de jugo de manzana natural.
- 1/16 cucharada de te de Stevia Verde en Polvo
- 1/16 a 1/8 cucharada de té de sabor natural de arce
- 2 cucharadas de mantequilla de nuez sin azúcar, preferentemente cruda, como almendra o anacardo

Ponga en la licuadora ½ banana, ½ taza de jugo, stevia, saborizante y mantequilla de nueces. Tape y procese a nivel mediano hasta que la mezcla este suave. Luego ponga al máximo y gradualmente agrege los pedazos de bananass, mezclando hasta que se hayan usado todas las bananas y la mezcla esté suave. A medida que le agrege las bananas la mezcla se pondrá más dura, por lo tanto agrege 2 cucharadas de jugo de manzanas o más si necesita para hacer el helado de consistencia suave.
Sirva immediatamente.

Variación: Se puede usar jugo de uva blanca en lugar de jugo de bananas para cambiar el sabor.

Sorbete Suave de Zarzamora   Porcion 4

Este postre sin leche es riquísimo. Uselo con otras frutas también.

- 3 bananas frescas
- 2¼ tazas de zamamoras congeladas y sin azúcar o frescas
- ¹⁄₁₆ cucharada de té de Estracto de Stevia en Polvo o ¼ cucharada de té de Stebvia Verde en Polvo.
- ¼ cucharada de té de estracto de vainilla
- 1 cucharada de té de jugo de limón fresco

   Muela las bananas brevemente en una licuadora. Apage y agrege unas pocas zarzamoras, stevia, estracto de vainilla y jugo de limón. Prenda la licuadora en bajo y gradualmente suba hasta el máximo. Agrege las zarzamoras restantes de a poco. Cuando estén suaves vacie en platos de postre. Sirva immediatamente.

Variaciones: En lugar de zarzamoras puede usar duraznos picados, fresas o bayas azules.

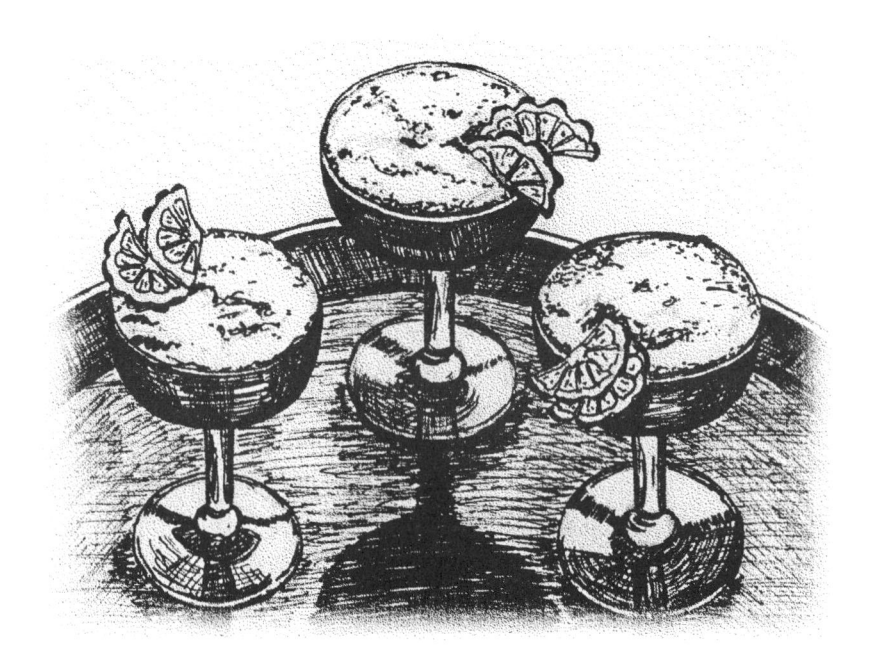

Copa de Fruta Congelada

Porcion 12

Mezcla de frutas en una base dulce de yogurt.

- 12 vasos deshechables de 6 a 8 onzas
- 1 bote (8 onzas) de piña sin azúcar picada
- 1 banana madura
- 3/4 taza de queso cottage bajo en grasas
- 4 cucharadas de jugo de manzanas congelado y concentrado (no diluya)
- ½ cucharada de té de Estracto de Stevia en Polvo
- 1 taza de yogurt bajo en grasas o yogurt de soya
- 1 cucharada de jugo de limón fresco
- 1 cucharada de té de estracto de vainilla
- 1 ½ tazas de bayas azules congeladas y frescas
- 3 duraznos frescos, pelados y picados
- adornos opcionales: Pedazos de fruta fresca, hojas de menta, coco rayado

Saque el jugo a la piña y guárdelo. Deje la piña a un lado. Combine en la licuadora banana, queso cottage, jugo de manzana cocentrado, stevia , yogurt, jugo de limón, estracto de vainilla, y el jugo de piña. Procese hasta que este suave.

Ponga 6 vasos de Plástico deshechables en cada uno de los 2 moldes de pan. Divida la piña, las bayas azules , y los duraznos iguales en todos los vasos. Vacie la base licuada sobre la fruta. Cubra con una hoja plástica y congele.

Descongele ½ a 1 hora antes de servir. Desmolde de los vasos y adorne con pedazos de fruta fresca y hojas de menta o coco. O simplemente sirva en los vasos.

Variaciones:
- 1 ½ tazas de fresas frescas y rebanadas puede usarse en lugar de bajos azules.
- Cambie ½ taza de tofu por ½ taza de yogurt.

Capítulo 15
Otros Bacadillos Sabrosos

Agradables sorpresas le esperan en este capítulo. Haga su propia mezcla de sazón sin sal, surtido de vegetales o yogurt. Sorprenda su niño la mañana de Resurrección con un nido de "huevos" pequeños hechos de carob y coco. Disfrute dando las formas que desee a los dulces también.

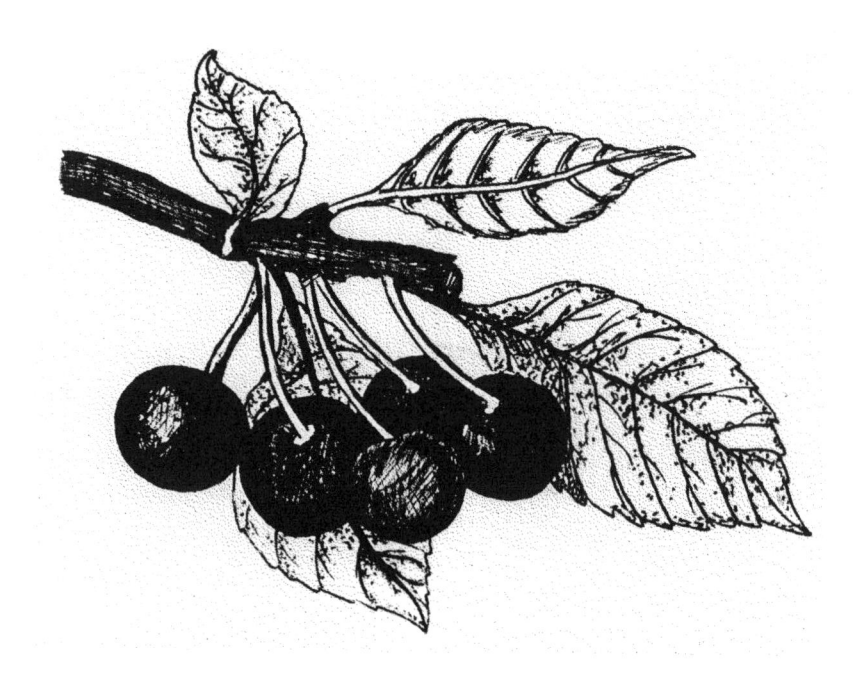

Sabroso Surtido de Vegetales

De varias porciones

Una base de sopa vegetaria para recetas, refueriendo un surtido o caldo.

- Recortes de vegetales restregados (guardados hasta 5 días)
- hoja de laurel y otros hierbas
- un manojo de perejil o espinaca
- 2 papas, restregadas y cortadas en cubos
- 2 cebollas, cortadas gruesas
- 2 zanahorias, restregadas y cortadas en cubos
- 3 ramas de apio con las hojas
- 2 dientes de ajo, pelados
- 1 taza de frijoles verdes sin tallos
- 1/8 cucharada de té de Stevia Verde en Polvo (mínimo)
- Condimentos de Mezcla de Jardin (vea índice)
- Salsa de soya baja en caloría (opcional)

Con toallas de papel saque los pedazos de vegetales coloquelos en una bolsa plástica y refrigiere. Los recortes pueden incluir tallos de perejil, hojas de nabos, semillas de pimiento verde y de vegetales, chícharos de vaina, hojas exteriores de vegetales verdes. Deje la bolsa abierta para que entre aire y póngala en un cajón.

Cuando esté listo para preparar el surtido, lave los recortes de vegetales bien, coloquelos en la olla para sopa, y agrege la hoja de laurel y otras hierbas de su agrado. Cubra con agua. Hiervalo y luego deje a fuego lento por 1 a 2 horas. Cuele y reserve el surtido. Tire la pulpa.

Mientras los recortes están a fuego lento, agrege los ingredientes restantes en un horno Dutch. Cubra con agua, hágalo hervir y luego deje a fuego lento hasta que estén suaves. Cuele el caldo. Reserve los vegetales para uso más tarde.

Combine los recortes de vegetales con los de los vegetales. Revuelva 1/8 cucharada de Stevia Verde Polvo por cuarto de surtido. Ajuste el condimento.

Consejo: Incluya solamente unos pocos recortes de vegetales de la familia del repollo por su sabor fuerte.

Conjuntos de Condimentos del Jardín
Porcion 3 cucharadas

Una mezcla de hierbas sin sal para el uso en la mesa o para cocinar.

- 1 cucharada de té de albahaca seca y partida
- 3 cucharadas de té de cebolla en polvo
- ¼ cucharadas de té de Stevia Verde en Polvo
- 1/8 cucharada de té de pimienta, opcional
- 1 3/4 cucharada de té de ajo en polvo
- ½ cucharada de té de tomillo
- 1 cucharada de té de hojas secas de perejil

Escoja un bol que tenga una tapa que cierre herméticamente. Mida todos los ingredientes dentro del bol y muévalo para que se mezclen bien.

Guardelo en un lugar seco y frío. Revuelva y sacuda antes de usar

Consejo: Este mezcla de Stevia Verde da sabor a las ensaladas, pastas, vegetal o carnes. Sustituya por algunos de sus hierbas favoritas de su familia en esta receta si lo desea.

Salsa Dip Pesto Vegetales   Porcion 1 taza

El sabor picoso del pesto combina bien con los frijoles.

- 1 taza de Great Northern Beans
- 2 cucharadas de Pesto Sause (vea índice)
- 1/16 cucharada de te de Stevia Verde en Polvo o una pizca de Estracto de Stevia en Polvo
- 2 cucharadas del caldo de los frijoles

Saque el agua a los frijoles reservando el caldo si puede. Coloque los frijoles la salsa, stevia y una cucharada de caldo o agua en la licuadora. Procese, empujando la necesario. **Desenchufe siempre la licuadora cuando introduzca objectos en ella.** Mezcle hasta que este suave usando más del líquído si es necesario. Grande, cubierto en el refrigerador. Sirva con vegetales crudos, palos de pan, galletas saladas o chips.

Yogurt Hecho en Casa con Fruta   1 cuarto de yogurt

Dirfruta el yogurt cremoso con la fruta endulzada con stevia.

- 3 3/4 tazas de agua
- 1 ¼ tazas de leche en polvo sin grasa
- 2 cucharadas de yogurt sin sabor con gérmenes de yogurt vivo (revise las etiquetas) o use un "estimulante para yogurt"
- mermelada de fruta, o salsa (vea índice) o fruta fresca
- Estracto de Stevia en Polvo como sea necesario

Use aparato de hacer yogurt de acuerdo a las instruciones manufactureras. O use un sartén, eléctrico a temperatura lenta. Experimente el dial del sartén para que tenga temperatura entre 100 y 120 grados. Use utensilios muy limpios.

Bata juntos el agua, la leche en polvo y el yogurt. Vacie dentro de las vasijas para hacer yogurt o a frescas de (8 onzas) no cubra los jarros mientras se cocinan pero cubra el sartén. Déjelo solo mientras el yogurt se pone espeso de 4 a 8 horas. Enfríe a temperatura ambiente. Cubra los frescos y refrigiere. Sirva con mermelada de fruta o salsa, o fruta fresca endulzada al gusto. Disuelva 1/8 a ¼ cucharada de té de Estracto de Stevia en Polvo en 2 cucharada de té de agua y revuelva con 1 taza de fruta preparada.

Consejo: El yogurt sin fruta puede ser usado en recetas que tengan yogurt puro o sin sabor.

* "Estimulante de yogurt" se encuentra disponible en negocios de comida saludable.

Nidos Pequeños de Confites

Porcion 9 nidos

Llene los nidos con pequeños dulces de jalea o maní.

- 1 taza de dulces de carob sin azúcar
- 1 cucharada de mantequilla
- 1/8 de cucharada de té de Estracto de Stevia en Polvo
- 1 taza de coco rallado sin sulfuro (si las ralladuras son muy largas, pique en una licuadora)
- dulces o frijoles de jalea sin azúcar o maní grande.

Ponga los chips y mantequilla en un molde doble a baño María sobre agua a fuego lento. Cuando los chips se derritan revuelva hasta que haya una masa suave. Agrege coco y mezcle hasta que las ralladuras se cubran con carob.

Cubra un molde con papel de cera. Usando 2 tenedores, use 2 cucharadas de mezcla de carob al tiempo de formar los nidos en el papel de cera. Los nidos deben ser de 2 pulgadas en diámetro.

Cubra y enfríe. Agrege los dulces o frijoles de jalea o maní en cada nido y sirva.

Consejo: doble la receta y haga nidos suficientemente grandes para sostener una cucharada de yogurt congelado o sorbete. Sirva para 6 personas.

Betarragas Rojas Glaceadas   Porcion 5

Betanagas dulces rebanadas en salsa ácida.

- 2 ½ tazas de betarragas cocidas y rebanadas (3 betarragas grandes)
- 1 cucharada de maicena
- 1/3 taza de jugo de betarraga reservada de cuando éstas se cocieron
- 1 cucharada de té de cáscara de naranjas ralladas solo la parte naranja
- jugo de un ½ naranja
- jugo de un ½ limón pequeño
- 2 cucharadas de té de Vinagre de sidra
- 1/8 cucharada de té de Estracto de Stevia en Polvo
- 1 cucharada de mantequilla

    Disuelva la maicena en el jugo de la betarraga en un sartén mediano. Agrege jugo de naranja, jugo de limón, vinagre, y stevia. Cocine a fuego mediano hasta que haga globos, revolviendo bien. Agrege las betarragas, las ralladuras de naranja y mantequilla. Caliente y sirva.

Variación: Este plato puede ser servido frío también. Omita la mantequilla. Refrigiere.

Capitulo 16
Al Sur del Límite

Los Estados Unidos disfruta de muchos estilos de comida étnica. Aguí le mostramos varios platos populares de la tradición Mexicana, los que pueden ser deliciosamente endulzados con stevia.

Si dulce y condimentado es su elección, cambie a chips con Canela o Pie dulce de Papas. El chile Jalapeño es el ingrediente picante en los pasteles calientes de maíz los cuales usan harina amarilla o harina de maiz de granos enteros azules.

Esta cocina es fácil de preparar y usa ingredientes listos para su uso.

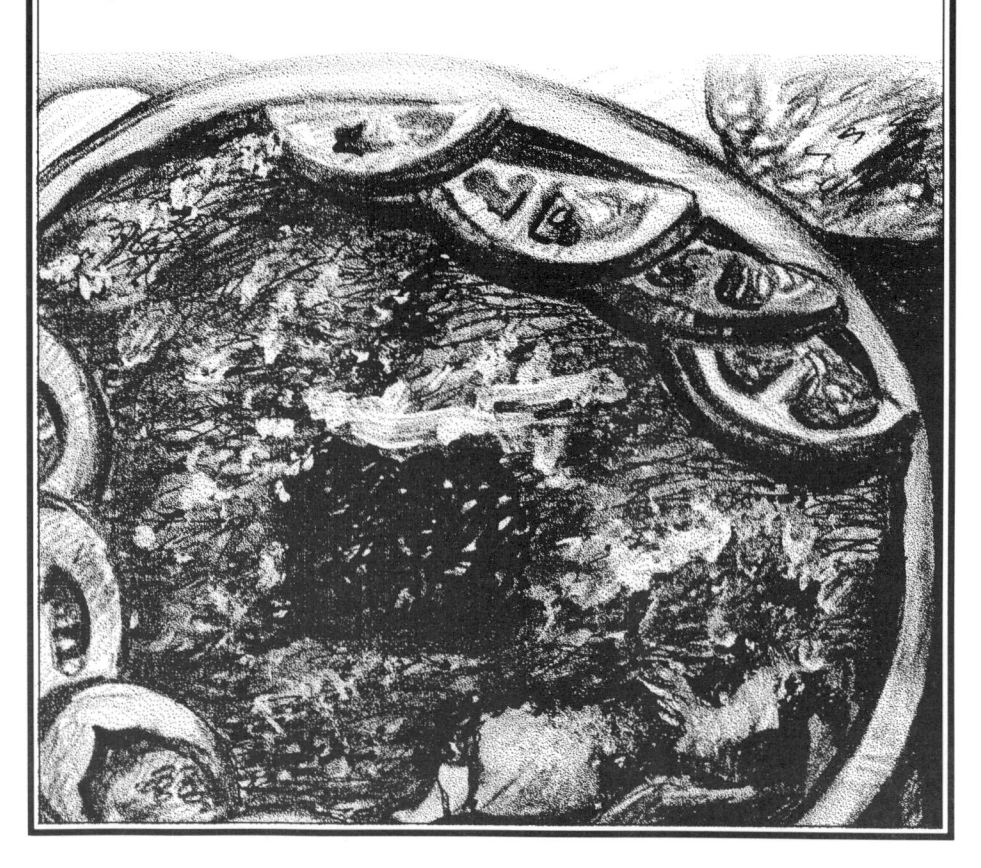

Bananas Fritas

Porcion 5

Conjunto de sabores delicados de fruta en este postre fácil.

- 2 cucharadas de maicena
- ½ cucharada de té de Estracto de Stevia en Polvo
- 2 tazas de jugo de uvas con durazno natural
- 4 bananas
- 2 cucharadas de mantequilla
- duraznos rebanadas y hojas de menta fresca para adorno opcional

Combine los primeros 3 ingredientes en un sartén pequeño. Haga hervir y luego a fuego lento por 1 minuto hasta que endurezca. Déjelo al lado.

Derrita mantequilla en un sartén grande. Parte las bananas a lo largo córtelas en la mitad. Sobre fuego mediano cocine las bananas hasta que se vuelvan cafés dándolas vuelta una vez. Esto demora solo 3 a 5 minutos.

Vacie salsa sobre las bananas y continue cociendo 1 minuto. Vacie con un cucharón a platos de postre y adorne como lo desee.

Variación: Omita el jugo de uva con durazno y use jugo de manzana natural más 1 cucharada de té de vainilla. Adorne con una pizca de canela.

Budin de Peras y Pan

Porcion 9

6 rebanadas de pan hecho en casa o 7 rebanadas de pan de panadería se usan en esta receta.

- 3 ½ tazas de cuadrados de pan de harina entera y tostada o de harina surtida.
- 2 tazas de agua.
- 1 ¼ cucharadas de té de canela.
- 1 ½ de Estracto de Stevia en Polvo o 4 cucharadas de té de Stevia Verde en Polvo.
- 1 cucharada de té de estracto de vainilla.
- 2 cucharadas de mantequilla.
- 2/3 taza de grosellas.
- ½ taza de almendras o pacanas picadas.
- 2 peras maduras
- 1/3 taza de queso suave rallado o queso estilo de soya.

Tueste el pan y luego córtelo en cuadrados grandes.

En un sartén grande caliente agua hasta que esté bien caliente. Saquela del fuego y revuélvale canela, stevia, estracto de vainilla, mantequilla, grosellas, y almendras.suavemente agregue el pan tostado.

Pele y saque la parte del centro y rebane delgadas las peras. Agreguela a la mezcla de budín.

Aceite ligerante el molde cuadrado de 8 pulgadas. Cucharee el budín dentro del molde, cubra y cocine a horno precalentado a 350 grados por 30 minutos. Saquele la cubierta y cubra con queso. Cocine descubierto por unos 10 minutos extra. Sirva tibio. Refrigiere lo que quede.

Empanadas de Dátiles Porcion 16

Estos pies de fruta individuales son cocidos al horno en vez de fritos.

- 1 ½ tazas de salsa de manzanas espesa
- 1 cucharada de té de canela
- ¼ cucharada de té de Estracto de Stevia en Polvo o 1 cucharada de té de Stevia Verde en Polvo
- ¼ cucharada de té de sal
- 2 cucharadas de té de polvos de hornear
- ½ taza de mantequilla
- 2 huevos
- ½ taza más 2 cucharadas de agua
- mantequilla derretida (como ¼ taza)

Ponga juntos salsa de manzanas, canela, ¼ cucharada de té de stevia, y dátiles para rellenar. Déjelo al lado, mientras prepara la masa.

Vigorosamente mezcla la harina, ¼ cucharada de té de stevia, sal y polvos de hornear en un bol. Agregele la mantequilla hasta que se forman migas. Revuelvale los huevos y agua y agrégelo a la mezcla de harina. Usando un tenedor revuelva hasta formar una bola de masa. Cubrala con papel de cera y enfríela por ½ hora.

Divida la masa en 16 pedazos. Enrolle los pedazos en círculos de 6 pulgadas. Humedezca los bordes y váciele 3 cucharadas de relleno por pedazos. Doble la masa hacia arriba formando semi - círculos. Apriete los bordes con un tenedor y pinche una abertura en la parte de arriba. Cepille con mantequilla derretida.

Ponga las empanadas en moldes ligeramente aceitados y cocine en horno precalentado a 350 grados por 15 a 20 minutos. Enfríe en unas rejillas.

Crema de Mango

Porcion 4

Recuerde de congelar las bananas la noche anterior.

- 2 bananas (congeladas)
- 2 mangos
- 2 cucharadas de jugo de limón fresco o de lima
- 1/8 a ¼ cucharada de Estracto de Stevia en Polvo
- 2 naranjas, peladas y picadas, opcional
- 2 kiwi, pelados y rebanados, opcional

    Para preparar las bananas anticipadamente, pele y parta en mitades y póngalas en una bolas de plástico. Refrigiere.

    Pele los mangos, saque la semilla y coloque pedazos de la fruta en la licuadora. Agrege el jugo, stevia, y bananas congeladas. Licue hasta que esté suave. Vacie en los platos de postre. Cubra con naranja o kiwi si lo desea. Sirva immediatamente.

Consejo: Este postre puede ser preparado también enfriando las frutas antes de pelarlas y de molerlas.

Ensalada de Fruta con Salsa de Aguacate   Porcion 4

Doble la receta para un almuerzo de fruta fresca.

- Hojas de lechuga
- 2 bananas
- 2 kiwis
- 2 tazas de fresas frescas
- 1 aguacate grande y maduro
- 2 cucharadas de jugo de limón o lima
- ¼ cucharada de té de Estracto de Stevia en Polvo o 3/4 cucharada de té de Stevia Verde en Polvo
- 1 cucharada de cilantro o perejil picado

Arregle las hojas de lechuga en un bol o plato de servir.

Rebane las bananas, kiwi, y fresas en rebanadas gruesas. Arregle en la parte de arriba las hojas de lechuga.

Muela el aguacate, mezclando el jugo de limón y stevia usando un tenedor. Vacie sobre la ensalada usando una cuchara y rocie con cilantro.

Sirva immediatamente

Variacion: 1 mango o papaya, en cubos puede ser usado en lugar de kiwi. Use una pizca de jengibre en cada ensalada.

Entremes de Maiz y Pimiento

Porcion 1 3/4 tazas

Un condimento sabroso para servir con pollo o platos vegetarianos.

- ¼ cucharada de té de Estacto de Stevia en Polvo o 3/4 cucharada de té de Stevia Verde en Polvo.
- 1 cucharada de cebolla seca picada.
- ¼ cucharada de té de semillas de apio.
- ½ cucharada de té de mostaza seca.
- 1 cucharada de vinagre de sidra
- 2 cucharadas de ají jalapeño picado
- ¼ taza de agua
- 1 ½ taza de maíz amarillo, fresco o congelado.
- ¼ taza de pimiento verde, dulce y picado.
- 3 cucharadas de lima fresca o jugo de limón.
- 2 cucharadas de pimiento cocido y picado.

 Combine stevia, cebolla, semillas de apio, mostaza, vinagre, mostaza, ají jalapeño, y agua en un sartén. Caliente hasta hervir. Agregue el maíz y el pimiento verde y dulce y déjelo a fuego lento de 9 a 10 minutos.

 Saque del fuego. Revuelvale el jugo de lima y pimiento. Cucharee adentro de un frasco, cubra y enfríe por la noche para que se mezclen los sabores.

Panecillos de Maiz que Calientan el Corazon
Porcion 12 panecillos

Pan del corazón con gusto a ají jalapeño.

- 1 taza de harina entera de maíz.
- 1 taza de harina entera de harina de trigo para bizcocho.
- ¼ cucharada de té de polvos de hornear.
- ¼ cucharada de té de sal.
- 2 huevos.
- ½ taza de salsa de manzanas natural
- ¼ taza de aceite vegetal.
- 3/4 taza de queso rallado cheddar o estilo de queso de soya.
- 2 cucharadas de ají jalapeño picado con semillas.
- 1 taza de maíz estilo crema, fresco o de bote.

Aceite los moldes para los panecillos.

Revuelva juntos la harina de maíz, harina, stevia, polvos de hornear, y sal. Use un bol grande para combinar los huevos, la salsa de manzanas y el aceite. Agregele los ingredientes secos luego el queso, pimientos y maíz. Revuelva solo para combinar. Divida la masa entre los moldes de los panecillos y cocínelos en horno precalentadao a 400 grados por 15 a 17 minutos. Los panecillos estarán listos si entierra un moldadientes en ellos y sale seco. Enfríe brevemente, luego sáquelos de los moldes y sirva.

Variaciones: Harina de maíz azul se puede usar en esta receta.

Consejo: Cuando use maíz fresco, raspe la parte cremosa de la coronta del elote. También lávese las manos después de usar ají jalapeño

Chips Dulces de Canela

Porcion 24 chips

Ponga un bol de salsa de manzana para servirlo con los chips.

- 3 tortillas de 8 pulgadas de harina entera
- ½ cucharada de té de maicena
- ½ cucharada de té de canela
- ⅛ cucharada de té de Estracto de Stevia en Polvo
- 1 pizca de especias completas
- 1 cucharada de mantequilla derretida

Precaliente el horno a 350 grados.
Revuelva juntos maicena, canela, stevia y especias completas. Pásele a cada tortilla mantequilla con un cepillo. Cucharee la mezcla de especias en un colador y rocie sobre las tortillas. Corte las tortilla en 8 triángulos cada una y póngalas en la moldes de galletas aceitados. Cocine 6 a 8 minutos o hasta que estén medios dorados. Fíjese que no se vayan a quemar.

Consejo: Las tortillas pueden ser cepilladas con agua en lugar de mantequilla.

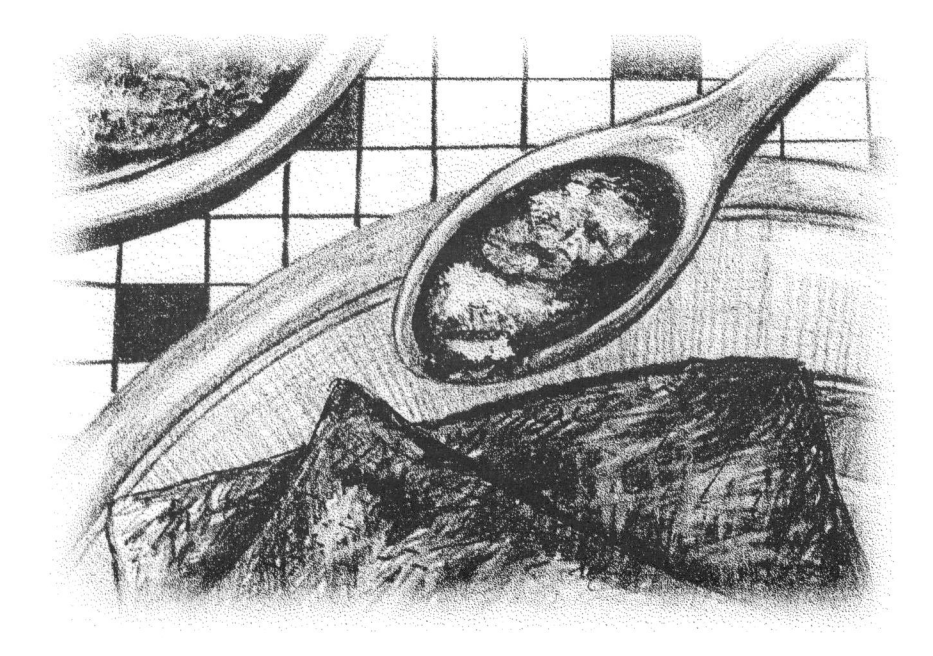

Arroz con Leche a la Antigua   Porcion 8

Mezcla este postre en el mismo plato de cocinar

- ¾ a 1 cucharada de te de Estracto de Stevia en Polvo
- 2 huevos, ligeramente batidos
- ½ cucharada de té de sal
- 2 tazas leche o leche de soya
- ⅓ taza de pasas
- 2 cucharadas de té de estracto de vainilla
- ½ cucharada de te de nuez moscada
- 2 tazas de arroz café cocido

Precaliente el horno a 350 grados.
Seleccione una caserola de 2 cuartos y mezcla todos los ingredientes menos el arroz. Al final agrege el arroz.
Ponga al horno por 55 a 65 minutos o hasta que esté firme. Sirva helado.

Consejo: Pase una jarra de leche para vaciar sobre el budín.

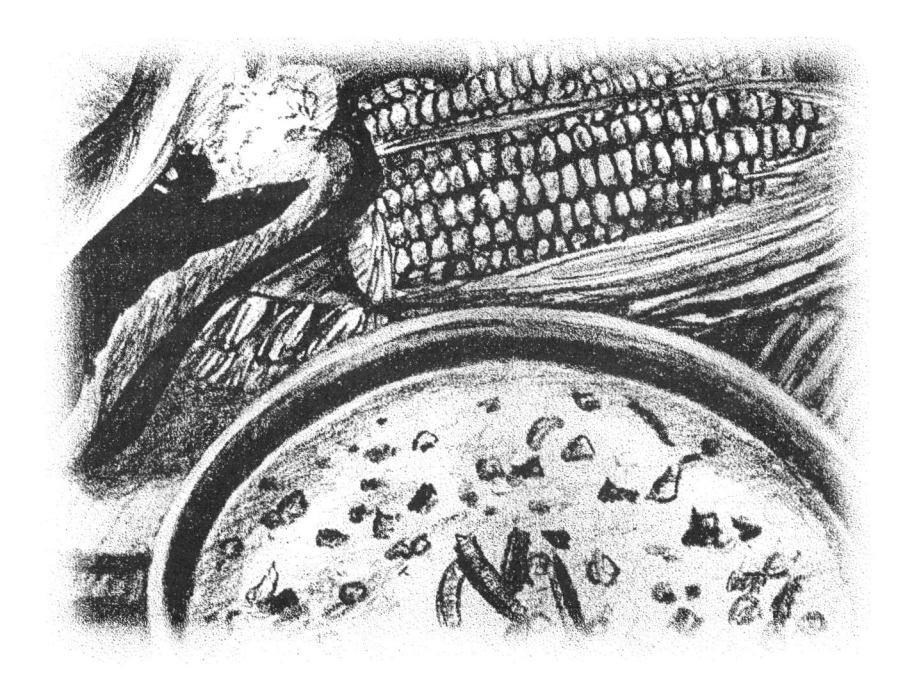

Pie de Papa Dulce

Porcion 1 pie de 9 a 10 pulgadas

Este pie es pura perfección, pero agrege crema batida si lo desea (vea índice).

- Masa para el pie
- 3 papas dulces de tamaño mediano cocidas
- 2 huevos, ligeramente batidos
- 1 ½ taza de leche sin grasa o de soya
- 3 cucharadas de mantequilla derritida
- 1 cucharada de té de Estracto de Stevia en Polvo
- ½ cucharada de té de jengibre
- ½ cucharada de té de canela
- ¼ cucharada de té de sal
- ¼ cucharada de té de nuez moscada
- 1 cucharada de jugo de limón fresco
- unas pocas gotas de estracto de limón

Precaliente el horno a 350 grados.

Coloque la masa preparada en un plato de pie y cocine por 7 minutos solamente. Déjelo a un lado.

Pele y muela las papas y mida 2 tazas de pulpa dentro del bol. Agrege los huevos, leche y mantequilla.

Agrege los dmás ingredientes y mezcle lodo. Póngalo en el plato de pie semi cocido y cocine 55 a 65 minutos. El relleno debe quedar firme cerca del centro. Si es necesario, cubra los bordes del pie con papel aluminio para evitar que dore demasiado por los últimos 15 minutos. Sirva tibio o frío. Refrigiere lo que sobre.

Variacion: Aumente la canela a una cucharada de té y reemplaza el estracto de vainilla.

Pasteles de Boda Mexicana   Porcion 40

Estos dulces tipo galletas son populares en varios países.

- 1 taza de mantequilla blanda
- 1 ½ cucharada de té de estracto de vainilla
- ½ cucharada de té de Estracto de Stevia en Polvo
- 2 tazas de harina entera de trigo para bizcocho
- ½ taza de nueces picadas finamente
- ¼ cucharada de té de sal
- ½ receta de Stevia en Polvo para de corar (vea índice)
- 1/16 cucharada de té de canela, opcional

    Bata juntos la mantequilla, estracto de vainilla y stevia. Usando un bol aparte, mezcle la harina, las nueces, y la sal. Vacie dentro la mezcla de mantequilla usando una cuchara pesada. La masa estará dura. Forme bolas de l pulgadas y coloque en un molde sin grasa. Cocine en un horno precalentado a 325 grados por 20 minutos.

    Enfrie en los moldes. Espolvoree Stevia en Polvo para decorar en un bol profundo y agrégelo ciernala si lo desea. Cuidadosamente pase la galleta por este polvo decorador. Guarde en un recipiente o frasco cerrado.

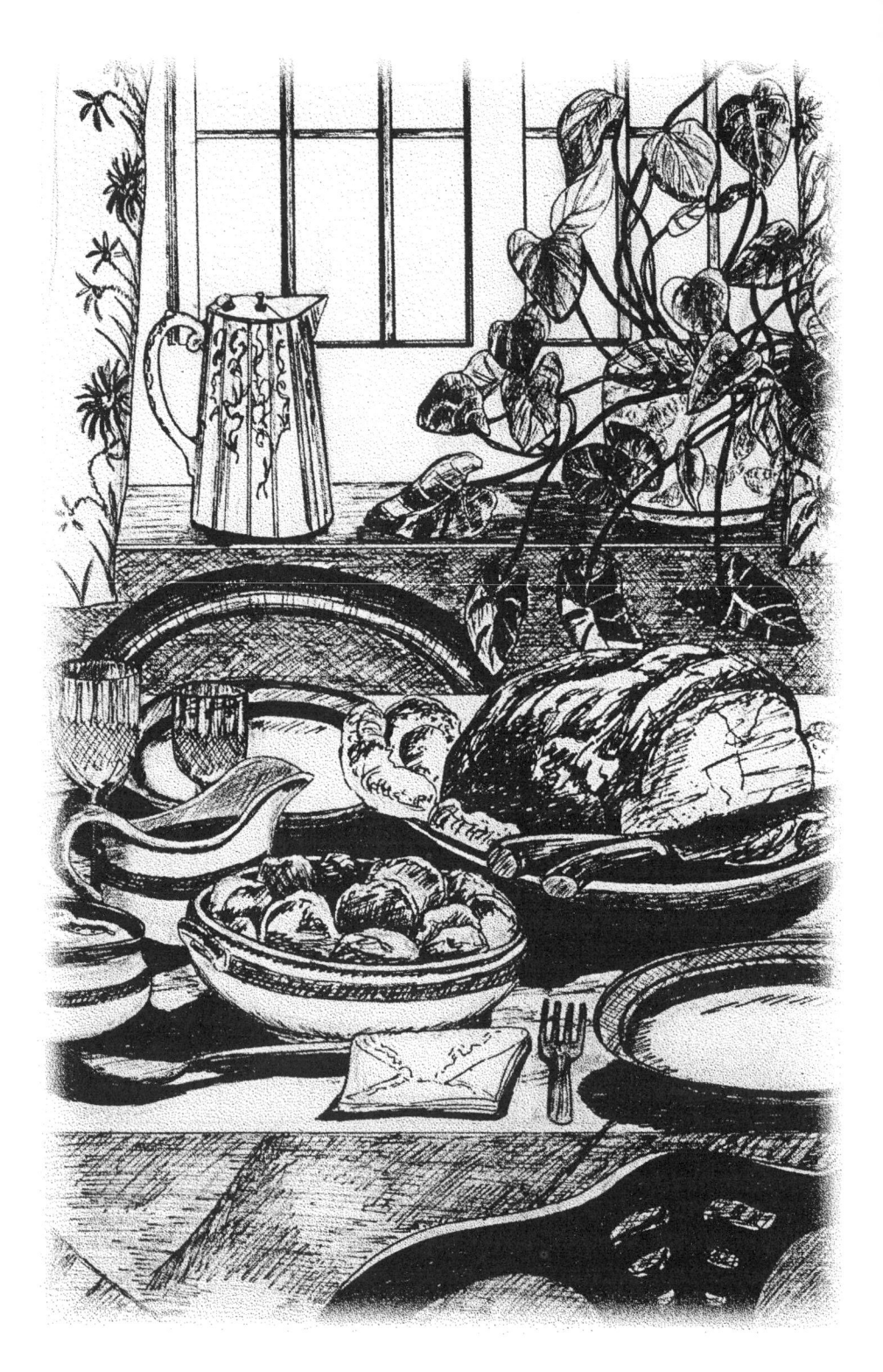

Indice

Adereza Citrico Fresco - 48
Aderezo Repollo a la Antigua - 47
Agradecimientos - 8
Ahora Mantequilla de Manzana - 62
Almibar de Manzana - 25
Almendras y Granola con Fruta - 27
Arroz con Leche a la Antigua - 145
Bananas Fritas - 137
Bananas Marinade - 53
Barras de Ciruelas Secas - 75
Barras de Manzana - 76
Base de Galletas bien tostada - 113
Base de Harina de Cebada - 112
Bebida Caliente de Hierbas Suaves - 32
Betarragas Rojas Glaceadas - 135
Bollas de Fresas y Bananas - 39
Bollas de Crema - 98
Brownies Achocolatada - 74
Budin Basico de Tapioca - 95
Budin de Bizcocho de Durazno - 106
Budin de Crema de Carob Sin Leche - 93
Budin de Crema de Carob - 92
Budin de Frutas - 94
Budin de Limon - 97
Budin de Pan Navideno - 96
Budin de Peras y pan - 138
Café Aromatica Marsden - 33
Capitulo 1 - Todo a Cerca de Stevia - 10
Capitulo 10 - Galletas a la Antigua - 73
Capitulo 11 - Pasteles Irresistibles - 82
Capitulo 12 - Postres Deleitables - 91
Capitulo 13 - Todos los Pies Americanos - 109
Capitulo 14 - Postres Congelados - 112
Capitulo 15 - Otros Bacadillos Sabrosos - 130
Capitulo 16 - Al Sur del Limite - 136
Capitulo 2 - Cocinando con Stevia - 14
Capitulo 3 - Desayunos que Satisfacen - 22
Capitulo 4 - Bebidas Refrescantes - 29
Capitulo 5 - Panes Horneados con el Corazon - 35
Capitulo 6 - Ensaladas Sensacionales - 41
Capitulo 7 - Salsas Deliciosas - 49
Caserola de Maiz Asoleada - 72
Capitulo 1, Pagina/11 - 11
Capitulo 8 - Dulces Aderezos y Mermeladas - 58
Capitulo 9 - Platos Tentadores - 64
Chips Dulces de Canela - 144
Chuletas de lomo Glaceados al Arce - 65
Compota de Fruta Fresca - 107

Compota de Pina y Pera - 108
Conjuntos de Condimentos del Jardin - 132
Copa de Fruta Congelada - 129
Crema Congelada de Fresa - 124
Crema de Mango - 140
Crujientes Frescos de Duraznos - 100
Crujientes de Avena con Canela - 63
Crujientes de Manzana de Nueces - 99
Cuadrados de Calabaza a la Chifon - 103
Empanadas de Datiles - 139
Ensalada de Frutas Gelatinadas Vegetarianas - 42
Entremes de Maiz y Pimentos - 142
Facil Bizcocho con Aceite - 110
Fideos de Harina Entera y Huevos - 70
Filete de Pezcado Pollock con Hierbas - 66
Fritanga Agridulce de Vegetales y puerco - 67
Fuentes de Informacion para este Capitulo - 13
Galletas de Anacado - 81
Galletas de Mantequilla y Mani - 80
Galletas de Nueces de Arce - 78
Galletas de Pasas - 79
Galletas Favoritas de Chocolate - 77
Gelatina de Durazno y Albaricoque - 102
Granola Crujiente - 26
Helado de Limon - 123
Helado de Nueces de Arce - 127
Introduccion 2 - 4
La Mejor Avena Domingera - 28
Malteada Nectar Dorado para el Desayuno - 23
Melocotones y Fruta Silvestre - 46
Mermelada de Durazno - 61
Mermelada de Fresa - 60
Mermelada de Manzana y Uvas - 59
Molde de Ensalada de Pina y Zanahoria - 44
Nidos Pequenos de Confites - 134
Otros Ingredientes - 19
Pan de Trigo y Zenteno - 36
Panecillos de Maiz que Calientan el Corazon - 143
Panecillos de Muchas Harinas para la Cena - 37
Panes de Trigo para Hamburgesas - 38
Panqueques de Cebada y Zenteno - 24
Pastel de Bananas - 84
Pasteles de Bodas Mexicanas - 147
Pastel de Budin con Bayas Citricas - 88
Pastel de Café con Naranjas y Datiles - 40
Pastel de Ciruela Pasa - 85
Pastel de Datiles - 83
Pastel de Fresas - 86
Pastel de Queso Cocineado de Rosanna - 104
Pastel de Queso Royal Clyde - 105
Pie Asado de Calabaza con Cebolla - 68

Pie de Albaricoques con Pina - 120
Pie de Bananas con Crema - 118
Pie Cerezas - 115
Pie de Coco con Crema - 119
Pie de Duraznos de Elizabeth - 116
Pie de Mantequilla de Mani - 121
Pie de Manzana de Abuela - 117
Pie de Papa Dulce - 146
Pie Punkin Center - 114
Postre de Crepas - 101
Productos de Stevias Usados en Las Recetas - 15
Publish - 2
Recetas dulces con Stevia - Cover
Relleno de Crema de Mantequilla - 89
Relleno de Yogurt de Vainilla - 90
Rollo de Mermelada - 87
Rollos de Bizcocho con Aceite - 111
Sabroso Surtido de Vegetales - 131
Salsa de Cerezas -55
Salsa de Manzanas Aromaticas - 56
Salsa de Pina - 54
Salsa de Tomate - 50
Salsa de Tomate Estilo Barbacoa - 51
Salsa Pesto - 52
Sopa de Pollo con Fideos de Mama - 69
Sorbete de Pera Rosada - 126
Sorbete Suave de Zarzamora - 128
Sustituciones y Medidas - 21
Tabla de Contenidos - 3
Te Caliente de Jengibre con Stevia - 31
Te de Jengibre concentrado - 34
Te de Yerba Mate - 30
Tomates Rebanadas con Hierbas - 43
Un Mensaje del Cocinero - 6
Vegetales en Barbacoa - 71
Yogurt de Bayas Suaves - 124
Yogurt Hecho en Casa con Fruta - 133